神スクワット

1日20回からの腹も凹む究極のメニュー

森 俊憲

宝島社新書

はじめに

「私はスクワットを毎日何百回とやっています！」

とテレビで話しながら、共演者たちの前で得意げにそのスクワットを実演しているタレントや女優さん。きっと皆さんもどこかでこんな映像を目にしたことがあるかと思います。

そんなシーンを見るたびに、私はその間違ったフォームと回数優先の考え方にがっかりしてしまいます。そして同時に、この番組を見た人にも間違ったすり込みがされてしまうと危惧《きぐ》するのです。

ボディデザイナーとして多くの人に効果的な筋トレの方法を指導してきましたが、指導前に正しいスクワットのやり方を身に着けていた人はほんのひと握りでした。

しかし、スクワットは筋トレの中でもとても大切なメニューのひとつ。とくに「始めて間もない、筋トレ初心者」にとってはまっ先に体得してもらいたい種目です。道具もジムに行く必要もなく、思い立ったらすぐにできる種目なので、もっとも時間対効果の高い筋トレメニューといえるでしょう。だからこそ、正しいやり方でやらないと非常にもったいないものなのです。

筋トレと健康はつながらない？

「筋トレは必要ない」と思う人も中にはいるかもしれませんが、それは大きな間違いで、誰しも筋肉量を維持するために必要不可欠なものだといえます。なぜなら、人間は年齢とともに確実に筋肉が減っていくからです。それに伴って代謝量が減り、燃やしきれなかったエネルギーが体脂肪となって蓄積されていきます。

とくにお腹回りに脂肪がついた「ぽっこりお腹」、いわゆるメタボ体形の人は危険だと考えています。お腹に脂肪がついているのは、内臓にも余分な脂肪がついていると予想され、その先は……。さまざまな生活習慣病をひき起こし、生命の危機へとつながりかねません。

「だけど激しい運動やトレーニングはちょっと……」。そう思ってしまう人にこそ、私はスクワットをおすすめしたいと思っています。

スクワットが初心者におすすめの理由

先にも触れましたが、スクワットはとても大切な筋トレ。その理由は、スクワットで鍛えられるのが大腿《だいたい》四《し》頭筋《とうきん》や大臀筋《だいでんきん》などをはじめとする大筋群、つまり非常に大きな筋肉だからです。

そこを鍛えれば、体の代謝機能は小さい筋肉を鍛えるよりもはるかに効率的に回復します。

筋トレといえば腹筋や腕立て伏せなどをイメージするかもしれませんが、人間の体は下半身のほうがたくさんの筋肉が詰まっています。その中でも、最大サイズの筋肉がお尻や太もも周辺に集中。そこを効率的に鍛えるスクワットをすれば、腹筋や腕立て伏せで得られる筋肉量をはるかにしのぐ筋肉を手に入れることができます。

つまり、腕立て伏せや腹筋をしなくても、痩せやすい、代謝のよい体を手に入れることができるのです。

筋トレ初心者がスクワットで筋トレを始める時のメリットは、ほかにもあげられます。家の中で体ひとつでやれるので、面倒なジムへの移動や、ウォーキングやランニングのように外の気温や天候を気にすることもありません。また、努力している姿を誰かに見られる心配もないのです。つまり、筋トレを始めるためのハードルが、ほかのどのメニューよりも低いのです。

あなたもお腹回りのゆるみや健康に不安を抱えながら生活するのではなく、正しいスクワットでハツラツとひき締まった体を手に入れてみませんか。

ボディクエスト代表　森 俊憲

※本書カバーの「食事制限は9割が失敗！」というデータは、著者がオンラインサポートしている顧客からのヒアリングをもとにした独自統計をもとにしています。

目次

第二章 ぽっこりお腹は早死にのサイン!? 077

第三章　10回スクワットから始める腹にも効く筋トレ　109

第四章　筋トレに効く体によい食事術　153

おわりに　190

序章

正しいスクワットを知っていますか？

我流のスクワットでは鍛えるどころか逆効果

最近、数ある筋トレの中でもスクワットが注目を浴びています。運動不足や年齢による体力低下を心配する年代を中心に、多くの方が興味を持っています。しかし、間違ったスクワットのやり方では、その目的である筋肉を鍛えることはできません。それればかりか、フォームを間違えたまま負荷をかけてしまうと、ぎっくり腰になったり、ひざなどの関節を痛めてしまうこともあります。

正しいスクワットは足腰、とくにお尻の大臀筋《だいでんきん》を中心とした筋肉を鍛えることができます。わかりやすくいえば、お尻のハリが出てくるのです。逆に、「若いころに比べるとお尻が垂れてきた（または、げっそりしてきた）」という方はとくに注意が必要です。筋肉が痩せてしまっていて、代謝の悪い体の象徴だからです。

お尻は体の中でも非常に大きな筋肉が占める場所なので、ここの筋力が低下しているのは全身の筋肉量（筋量）が落ちていることを意味しています。そのままにしていれば、老化が進んだ時にしっかりと歩けなくなることさえ想像できます。ですが、それに気づいた時がチャンスと考えてください。スクワットでお尻の筋肉を鍛えれば代謝のよい体に戻り、体形もよくなるということなのですから。

しかし、正しいスクワット、といってもピンとこない人も多いでしょう。「しゃがむだけではないの？」と思いがちですが、実はフォームが違うのです。背中を丸めたり、腰が引けてしまったり……。多くの人が無意識のうちに間違ったフォームで覚えています。とはいえ、スクワットの正しいフォームは難しいものではありません。基本的には、19ページで紹介するように、背すじを伸ばして行うだけと思ってください。

そして大事なのが、「回数をこなせばよい」というのは間違いということ。しっかりと筋肉に効いているという実感を伴わなければ単なる屈伸運動とたいして変わらず、意味のない行為になってしまいます。
本書では、その正しいスクワットのやり方とその意義をご紹介していきます。

体幹力をセルフチェックしてみよう

最初に次のチェックで現在の体幹力（筋力）を確認しましょう。

「片脚バランス」で、体幹力をチェックする

やり方は、両手を腰につけて立ち、片脚をひざを腰の高さまで上げて20秒静止するだけ。上半身が傾いたりぐらぐらする、バランスが崩れて軸脚がずれる、ひざが90度まで上がらない、といった場合は、バランス筋（腹筋、背筋、脚力）不足です。

「ワンレッグ・バランス」で体の安定度をチェック！

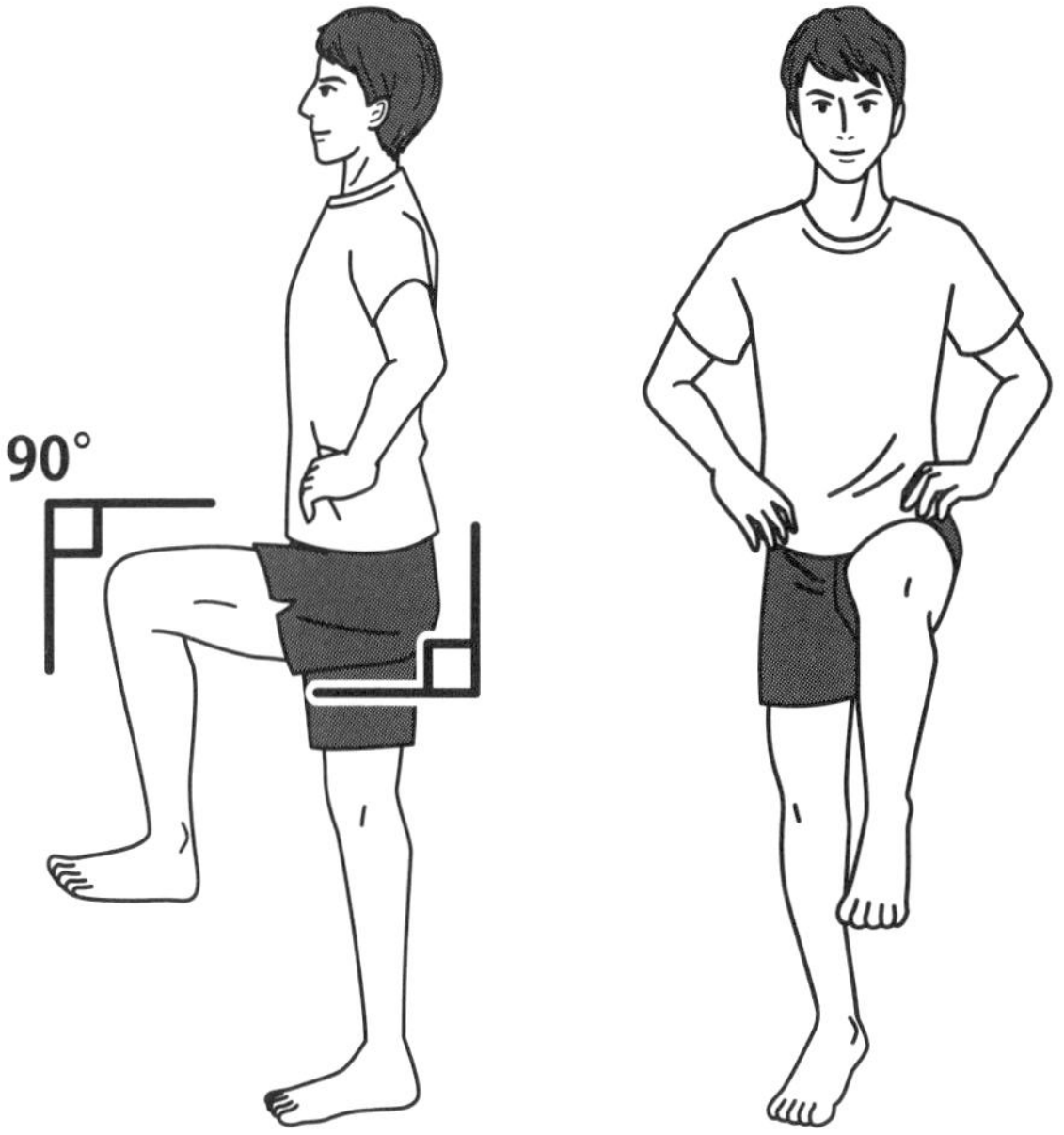

1 背すじを伸ばし、肩は下げて胸を張り、お腹やお尻が飛び出さないようにまっすぐ立つ。腰に手をあて、片脚立ちをする

2 ひざが90度に曲がり、太ももが地面と平行になる位置で体をキープ。その姿勢を維持できない場合、以下のようなバランスの弱点がある

・上半身が左右に傾いてしまう→お尻の筋肉が弱い
・脚を90度まで上げられない→お腹の筋肉が弱い
・地面についている脚の、親指が浮いてしまう→下半身が安定していない

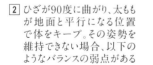

基本のスクワット

最初は椅子を活用することをおすすめします。こうすることで、正しいフォームでのスクワット運動が実践しやすくなります。椅子に腰かけるようにお尻を突き出すことで、脚の付け根である太ももとお尻のあいだをしっかりと刺激でき、さらに屈伸動作時のバランスを意識することで、自然と体幹も鍛えられます。

ポイント

・ひざを曲げる時も背すじは伸ばしたままにします。
・お尻が座面につくスレスレの位置まで、しっかりとひざを曲げます。

やり方　基本のスクワット

1 肩幅に脚を開き、つまさきは前を向けたまま直立する。背すじを伸ばした状態で胸の前に腕を伸ばす

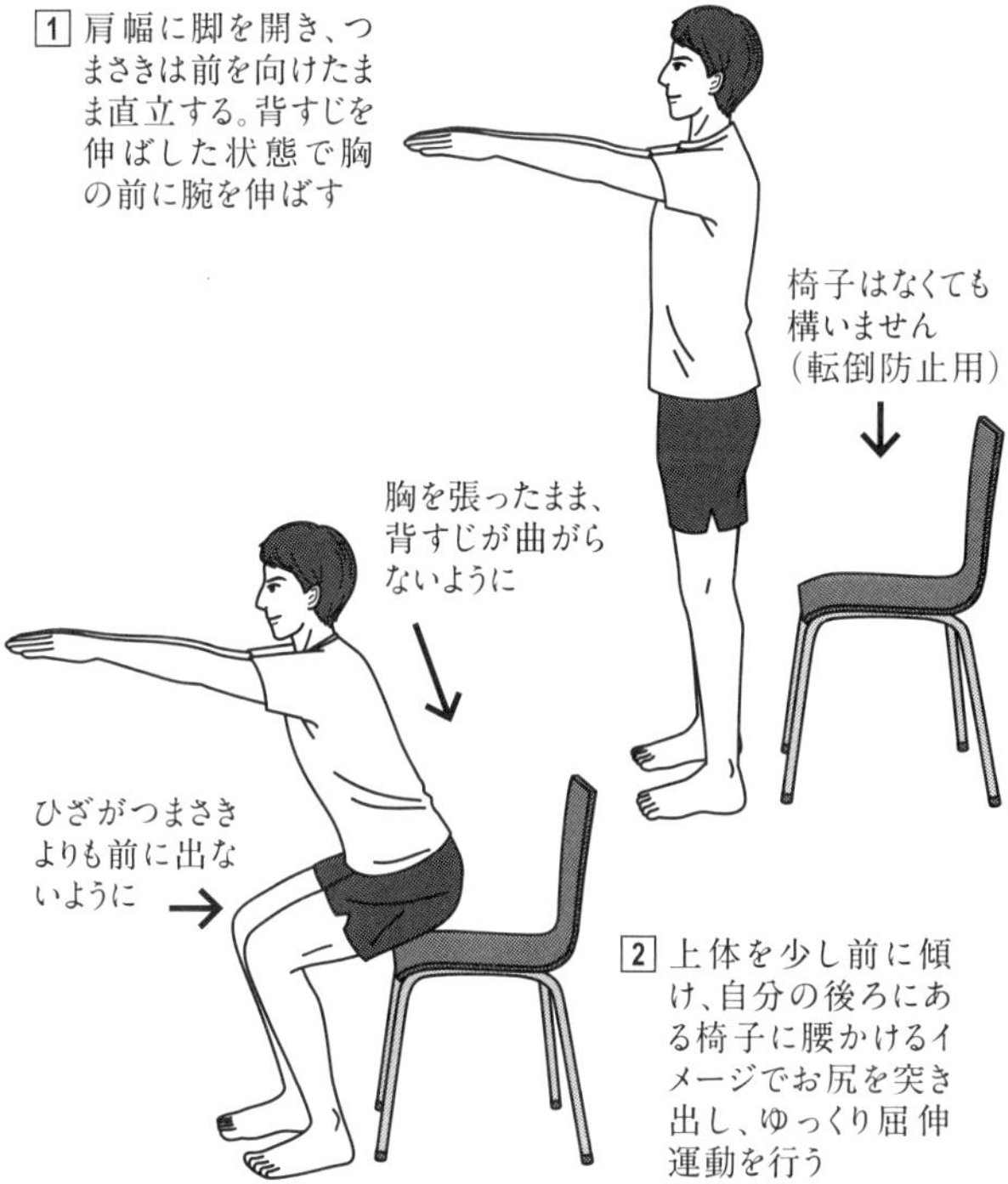
椅子はなくても
構いません
（転倒防止用）
胸を張ったまま、
背すじが曲がらないように
ひざがつまさき
よりも前に出ないように

2 上体を少し前に傾け、自分の後ろにある椅子に腰かけるイメージでお尻を突き出し、ゆっくり屈伸運動を行う

ターゲット　大腿四頭筋、大臀筋　など

実施の目安　10回／1セット

1 助走期:2セット／週4～5回　**2** 変化期:2～3セット／1日おき
3 進化期:3セット／週2～4回　**4** 維持期:3～4セット／週2回程度

レベルアップ版 腕上げスクワット

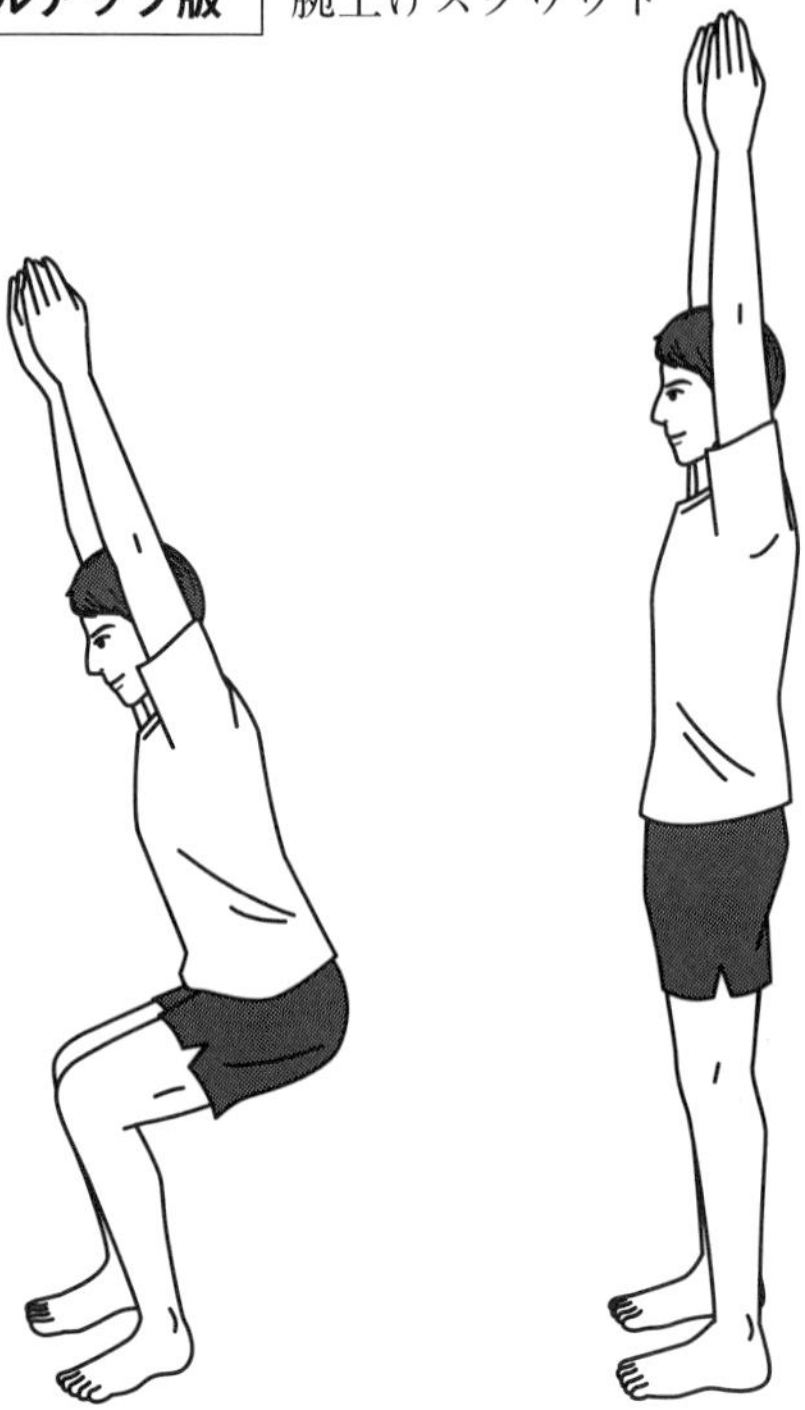

2 約3秒かけて体を沈め、3秒かけて元の位置に戻す

1 両腕を上げ、両脚を肩幅に開いて直立する

ターゲット 脊柱起立筋群、大腿四頭筋、大臀筋　など

実施の目安 10回／1セット

1 助走期:2セット／週4〜5回　2 変化期:2〜3セット／1日おき
3 進化期:3セット／週2〜4回　4 維持期:3〜4セット／週2回程度

第一章

スクワットにはメリットしかない？

太りやすく痩せにくくなった原因は「筋肉の衰え」

「そんなに食べていないのに、いつの間にか体重が増えている」
「昔は夏になったら自然に痩せていったのに、最近は痩せない」

近ごろ、自分の体の変化に気がつき始めた、本書を読んでいるあなた。それに気づいたからこそ、本書を手に取ったのかもしれません。その原因についてはもうわかっていますか？　いろいろな原因が考えられると思いますが、もしかしたら〝代謝〟が悪くなったことで、太りやすく、痩せにくい体質になってしまったのかもしれません。

代謝とは、簡単にいえば「体内でエネルギーを消費すること」です。体内に取り込んだ栄養素は体内で分解され、生きていくために必要なエネルギーとして消費されます。

この代謝には「基礎代謝」「生活（活動）代謝」の2種類があり、「基礎代謝」は人間が生きていくために最低限必要な生命活動、つまり心臓をはじめ内臓を動かしたり、体温を維持したりすることに使われるエネルギーのこと。何もしないでじっと座っていても、このエネルギーは消費されます。

もう一方の「生活代謝」は、体を動かすことによるエネルギー消費のこと。体を動かせば動かすほど、代謝量が上がっていきます。

基礎代謝は体内の筋肉量によって左右されることがわかっています。筋肉は体の中でも圧倒的に大きいエネルギーを必要とするのです。

筋肉量が多い人はそれだけでエネルギー（脂肪など）の消費が盛んに行われるので、筋肉量が多い男性のほうが、女性よりも基礎代謝量は大きくなっています。

つまり筋肉量が多ければ代謝が活発になり、太りにくく痩せやすい体質になるのです。

しかし、今のあなたが太りやすく、痩せにくい体質になっているとすれば、これは筋肉量が少ないことで代謝が下がっている状態といえるでしょう。

悲しいことですが、何も行動を起こさなければ10代をピークに加齢が原因となり、筋肉量と基礎代謝は年々下がり続けていきます。それに加えて電車やクルマ移動、さらに休日にも運動をしないとなると、生活代謝も落ちるので、全体的な代謝量はどんどん下がっていくのです。

このような加齢による筋肉の低下を「サルコペニア」といいます。「サルコ」とはギリシャ語で筋肉のこと、「ペニア」とは喪失のことです。代謝量が下がっていくのをそのまま黙って見すごしていけば、最悪の場合「サルコペニア肥満」になることも考えられます（93ページ参照）。

主に65歳以上の高齢者に見られますが、40代からでもその前兆は表れているはず。日々落ちていく代謝量（筋肉量）。太りやすい体質を変えたければ、今すぐ何らかの行動を起こさなければいけないのです。

加齢で失ったものを取り戻せ

年々落ちていく代謝量をひき止めるためには、適切な運動を行い筋肉量を増やしていく必要があります。運動機会を増やそうとすれば、ウォーキング、ランニング、水泳などの有酸素運動がパッと浮かぶと思いますが、もっとも効率的に筋肉量を増やし、代謝を高めるものが筋力トレーニング（スクワット）だと私は考えています。

一般的に自分が年を取ったな、と感じるのは足腰の衰えを感じた時ではないかと思います。たとえば……、

「少し先の信号が変わりそうな時に、走らなく（走れなく）なった」

「短い階段でもエレベーターやエスカレーターを使うようになった」

昔だったら軽やかに歩いたり、走っていたのに……。そんな時に衰えを感じるのではないでしょうか？　歩く、走る、立つという動きは1日に何度も繰り返す、ごく基本的な動作です。それがスムーズに行えないのは、筋肉量の低下が原因となる場合も多いのです。加齢によって筋肉量が減少するお話はしましたが、上半身よりも下半身のほうがその傾向が顕著。だから筋力トレーニングの中でも、とくに下半身を鍛えるスクワットが有効なのです。

また下半身の筋肉量が低下していくと、

・動悸《どうき》、息切れ
・冷え性、むくみ
・心臓病

これらの原因にもなります。重力の影響で下半身には約70％の血液が集まり、それを上半身にある心臓へと戻すポンプ機能が備わっています。下半身の筋肉が弛緩《しかん》と収縮を繰り返すことで、血液を心臓へスムーズに押し上げているのです。

ところが下半身の筋力が低下すると、十分な血液を心臓へ送るポンプ機能が働かず、そのため心臓が無理をしてその代わりを行うことになります。結果、心臓に負担がかかり働きが低下。動悸や息切れ、冷えやむくみ、ひいては心臓病の原因にもなるのです。下半身の筋力低下は、単に代謝が悪くなるだけではなく、体全体の問題へと発展しかねないのです。

有酸素運動ももちろん運動効果はありますが、多忙なビジネスパーソンのあなたにとって、時間がかかる選択肢といえます。一方、スクワットなどの筋力トレーニング（無酸素運動）は、短い時間でも効果が実感できるほど効率的です。さらにしゃがむ動作だけなので、ダンベルなどの器具も必要としません。

何かと忙しい朝でも、仕事の休憩時間でも、駅のホーム（あまりおすすめしませんが……）でもいつでも下半身を鍛えることができるのです。

スクワットをするだけで、加齢による筋量や代謝の低下を防ぎ、軽やかに動ける足腰を手に入れる。さらには冷え性を防ぎ、心臓病の予防などさまざまな効果を得ることができるのです。

年齢は関係ない

スクワットの効果、下半身を鍛えることのメリットは、十分にわかっていただけたと思います。しかし、

「年をとってからトレーニングしたって効果がないんじゃない？」

「40代になったら、もう若々しい体になんてなれない」

そう思っている人もいるかもしれません。確かに年齢を重ねることで筋量は減少していくので、そう思うのも無理はないかもしれないですね。しかし、けっしてトレーニングを始めるのに遅いなんてことはないのです。たとえばボディビルの世界では40代のチャンピオンも存在し、さらにいえば50代であってもトップレベルの肉体を維持している方も珍しくないのです。

「彼らは特別な人たちだから」というのであれば、周りを見渡してみてください。トップレベルではなくても、同年代の中に均整のとれた体形を維持している人も

いると思います。その人たちはきっとどこかでトレーニングをしているはず。筋肉をつけるのに年齢の上限はありません。60歳を超えていたとしてもしっかりトレーニングをして、十分な栄養と適切な休養を取る。このサイクルを繰り返すことで（もちろん個人差はありますが）、年齢にかかわらず筋繊維は太くなり、ハリのある筋肉が作られていきます。

年齢を理由にあきらめず、「こうありたい」という目標を持って、トレーニングを行っていきましょう。

超一流は疲れを翌日に持ち越さない

突然ですが「超一流」という言葉を聞いて、どんな人を想像しますか？

あなたの頭の中に何人かの顔が浮かんだことでしょう。スポーツ選手でしょうか、それともビジネスパーソンでしょうか？　いずれにせよ、その人たちは日本はもちろん、さらには国外でもエネルギッシュに活躍しているような、あなたにとってのヒーロー（ヒロイン）であると思います。

　これらの人に共通しているのが「どんな時でも最高のパフォーマンスを発揮している」ところではないでしょうか。ゆえに超一流といわれるのです。ただし、もちろん彼らも人間。精神的な部分、肉体的な部分で調子が悪い日もあることでしょう。それでも日々、最高のパフォーマンスを発揮している。その要因はどこにあるのでしょう？

　いろいろと考えられる部分はあると思いますが、そのひとつは「疲れを翌日に持ち越さない」ことだと思います。これにより、いつもフレッシュな体や精神の状態であるため、高いパフォーマンスが発揮できるのです。


　しかし「疲労を持ち越さない」といっても当然人間ですので、疲労しないわけではありません。疲れた体や心をうまくリフレッシュして、再びそれらを鍛える。つまり彼らは「疲労をマネジメントすることができる人たち」といい換えることができるのかもしれません。

ではその疲労にはどのようなものがあるのでしょうか？

・肉体的疲労
・精神的疲労

疲労はこれら2つの種類に分けられると、私は考えています。

「肉体的疲労」は簡単にいえば筋肉の疲れです。筋肉内に疲労物質が溜まり、筋肉のコリやだるさといった症状が現れた状態です。原因として考えられるのが、運動不足です。筋肉は適度に動かさないと縮こまって固まり、どんどん弱くなります。そのまま何もしなければ筋力低下が進んで、さらに疲れやすい体になっていくでしょう。とくにデスクワークで同じ姿勢を続けることは体にとってよくありません。筋肉内の血流が滞ることで、疲労物質も溜まりやすくなります。

「精神的疲労」は、人間関係や悩みなどストレスが原因の疲労です。筋肉は疲れていないのに、何か元気がない、緊張感がある、イライラする、眠りにつけない。これらの状態は心が疲れているサインです。脳の疲れ、といってもよいかもしれません。これらがひどくなると、体の症状となって表れることもあります。当然仕事のパフォーマンスも悪くなります。うつの一歩手前といってもよいでしょう。

超一流の人たちは、これらの疲労を日々、うまくマネジメントして、最高のパフォーマンスを発揮しているのです。労働時間の調整から、睡眠時間の確保、リフレッシュするための余暇など、人によって方法はいろいろとあるでしょう。疲れが仕事のパフォーマンスや家庭に影響する前にきちんと対処しているのです。

一方、慢性的な疲労に悩まされている人は、疲労に対しての感度が鈍く、そのため回復の手立ても遅れ気味になる。結果としてさらにパフォーマンスが悪くなる、という悪循環に陥ってしまうのです。

疲れ知らずの体が仕事のクオリティを上げる

超一流の人がさまざまな疲労を持ち越さないための手段を実践していることは、わかっていただけたと思いますが、私は彼らが「トレーニング」もしっかり行っていると確信しています。

近年、脳科学ブームが起こっていますが、その中で人間に備わっている運動器官を働かせることによって、脳と体の両方に好影響を及ぼすことが紹介されています。つまり筋トレをすることによって、脳も活性化できるのです。それを一流の彼らが利用していないわけがない。実際に私も見ていますが、企業のエグゼクティブや起業家たちはしっかりトレーニングを行っていて、朝、ジムで運動をしてから仕事に行くことを習慣にしている人も少なくありません。

「朝、出勤前にトレーニング？　そんなことをしたら、さらに疲労してしまうじゃないか！」

「忙しくてトレーニングをする時間なんて捻出できない！」

そんなふうに思う方もいるでしょう。確かにトレーニングを行えば、筋肉が疲労しますし、場合によっては筋肉がだるく感じることもあります。本書を読んでいただいている方は、時間に追われる多忙なビジネスパーソンも多いことでしょう。そんなことをしているヒマはない、という意見もごもっともだと思います。

でも、あえていいましょう。トレーニングは、疲労を持ち越さないための有効な手段になるのです。

仕事による疲労とトレーニングによる疲労は同じではありません。仕事による疲労は非常に複雑です。人間関係だったり、営業職の方ならノルマのプレッシャーだったり、多くの場合、精神的なものと考えてよいでしょう。

しかしトレーニングによる疲労は単純なもので、筋肉が繰り返し動かされることで疲労します。このように疲労の種類が違うので、仕事での疲れを筋肉の疲れに変換して、気持ちよくリフレッシュできるようになるのです。このように疲れをリフレッシュすることで、トレーニングの習慣が身につき、次第に強く疲れない体ができ上がっていくでしょう。

私たち人間は、本来、自分の心も体もコントロールすることができます。しかし、多くの人はこれを忘れて自分の欲求に従った生活をしています。「お腹がいっぱい」という体のサインを無視して食べ続け、それによって体のコンディションを悪化させることすらしています。

トレーニングの習慣ができ上がった人間は、目前にある欲望にも屈しない、強いメンタルと体を身につけた状態にあるといってよいでしょう。それはいつしか自信につながり、自分の仕事にもよい影響をもたらしてくれます。

その中でもスクワットは、短い時間で効果が出やすく、しかも手軽にできる。手軽なゆえに続けていくハードルが極端に低いので、「自分をコントロールする」という自信を取り戻すためには最適なトレーニングだといえるでしょう。


前述した企業のエグゼクティブのように、朝のトレーニングもおすすめです。気持ちよく体を動かしたあとは、頭も気分もスッキリ、さえわたる感覚になります。全身の血行が促進され、脳への血流も増えること、大量の酸素が体内に取り入れられることが要因だと考えられます。出勤前にトレーニングをすると脳もシャキッとするので、出社直後から全開でバリバリと仕事がこなせるようになるでしょう。

私自身、会社員時代から意識して朝のトレーニングを実践してきたので、この効果は経験済みです。もし「朝が苦手で、午前中はぼんやりしている」というのなら、朝のトレーニングを実践してみてください。初めのうちは、軽いメニューでも十分です。慣れるに従って、しっかりと体に刺激が入る強度の高いものにも挑戦していきましょう。

トレーニングによって自分自身をコントロールできるようになり、さらには生活のパフォーマンスも向上させることにもつながっていきます。

また見た目の印象も大きく変わってくると思います。エグゼクティブが外見に気をつかうのは、見た目のよし悪しが年収・転職など、ビジネスにおいて大きな影響があることを知っているからです。

「見た目だけで人を判断するのには抵抗がある」

そんな意見もあると思います。確かに間違いではないと思いますが、対面した瞬間になんとなく圧倒されるような経験をしたことはないでしょうか？

トレーニングを行って体を鍛えるのは大変なことです。コツコツ地味なことを続けないと、理想とする体は手に入りません。人は何よりも「続ける」ことが苦手なので、何かを続けている人を信頼してしまう傾向にあるようです。そのため、外見を美しく鍛えている人は、初対面の人を飲み込むような強さを見せられると思います。

「人間の価値は中身」ですが、中身を理解するには時間がかかります。さらにいえばピンチの時や弱った時でなければ、その人の真価はわかりません。ただし、「鍛えている人＝継続できる強さを持った人」なので、初対面でも信頼を得られるという訳です。

トレーニングをしていることは、交渉事にもよい影響があると考えられます。社外との交渉だけではなく、社内での人間関係はストレスフルな仕事のひとつです。しかも複雑なことが多く、複雑になるほど全員が満足する案はなくなります。そこで大切になるのが「何をいうか、というよりも誰がいうか」ということ。

エグゼクティブたちの多くは鍛えた肉体を武器に、自信をもって交渉事に当たります。その時に、肉体的な強さがないと、いわゆる相手を圧倒することができないのです。ビジネスの相手は、かならずしもいい人ばかりではありません。自己の利益のために、いろいろな手段を使ってくる人もいるでしょう。そんな相手に対するには、強い肉体と自信がなければいけないのです。

とはいえ、まずは地道に軽いメニューから。続けることがきっと力になっていくはずです。

スクワットがもたらす脚長&ヒップアップ効果

「筋トレ？　そんなことしたらムキムキになりませんか？」

「スクワットなんてしたら、脚が太くなっちゃいますよ！」

そんなふうに思う女性の方もいるかもしれませんが、完全な誤解です。ムキムキになるにはかなり時間がかかりますし、相当なトレーニング量が必要です。気軽に行う程度のトレーニングではムキムキにはなりません。

また今では有名な女性モデルたちが筋トレを積極的に取り入れています。健康的なボディメイクのために、彼女たちのあいだでは筋トレが当たり前になっています。不健康なダイエットは、もう求められていないのです。


さらにスクワットには下半身のシルエットを整える効果も期待できます。スクワットによって鍛えられる筋肉の中には、「内転筋（内ももの筋肉）」「下腿三頭筋（ふくらはぎの筋肉）」「大腿二頭筋（もも裏の筋肉）」があり、これらが刺激されることでひき締まり、脚がまっすぐ長く見える視覚効果をもたらします。

「大臀筋・中臀筋（お尻の筋肉）」も同時に刺激されるので、ヒップアップにも効果があるのです。実際に私のクライアントでも、スクワットのトレーニングをすることによって、太ももに筋肉がついてひき締まり（太さは変わらなかったのですが）、これまではけなかったスキニーなパンツをはけるようになったという人も大勢います。

ヒップアップと聞けば「女性だけが必要とするトレーニング」だと思われがちですが、今は女性に限ったことだけではないと思います。欧米では女性が選ぶ「男性のセクシーな部位」といえば、お尻も上位に入っているのです。かならずしもそうとはいい切れませんが、欧米の考え方は日本にもやってくるもの。

「筋肉質でひき締まった小さなお尻が好き」

「デニムをはいていてもわかるくらい持ち上がったお尻が好き」

などと、すでに日本でも男性のお尻フェチの方も多くいるようです。近ごろはスーツスタイルでもカジュアルスタイルでも、タイトなシルエットのパンツが多いようですが、その際にお尻が垂れてだらしないシルエットになるのはいやですよね。お尻は意識して鍛えないとどんどん衰えていく部位。でもスクワットをすれば、効果的に鍛えられる部分でもあります。まっすぐひき締まった脚とグイッと上がったお尻をイメージしながら、鍛えていきたいものですね。


心の底では誰もが自分らしく、カッコよく生きたいという願望を持っています。

その欲求が洋服やブランド品で自分をデコレーションする行動につながっていると思います。けっして悪いものだとは思いませんが、飾りすぎるのは問題です。洋服やアクセサリーはあくまで補足としてあるもの。着飾ったりデコレーションすることで、実物以上によく見せようとするのですから、見た目の豪華さとは裏腹に、潜在意識レベルでは自信がなくなっていくでしょう。そして自信がなくなるからさらに着飾る……。まさに負のスパイラルです。全身くまなくブランド品で固めている人は、このスパイラルにハマっている人だと考えられます。

一方でとてもシンプルな洋服をカッコよく着こなしている人もいます。ブランドを聞いてみれば、ごくふつうの一般的なブランド。そういう人の体は間違いなく鍛えられています。先ほどのブランドで着飾るのとは逆に、トレーニングされた体が洋服を価値のあるものに見せているのです。トレーニングによって磨き上げた体は、あなたにとっての究極のファッションツールといえます。この土台があれば、何を着てもカッコよく着こなせることでしょう。

体が充実してくれば、心も充実してきます。自分に対してのセルフイメージが高まり、きっと前向きに生きていけるようになると思います。このポジティブなオーラは、あなたの体を包むことになるでしょう。時々「この人から何かを感じる」と思う人がいますが、しっかりとトレーニングを積むことができれば、あなたも自然とポジティブな「オーラ」を出す人になれるのです。

ウォーキングは非効率的な運動メソッド

私のクライアントには、これまでほとんど運動をしてこなかった人がたくさんいます。そんな人に対して初めに「効果があるトレーニングはなんだと思いますか？」と質問をすると、「ウォーキング」という答えが返ってくることがあります。

確かにウォーキングは年齢を問わずできる有酸素運動で、ダイエットや健康維持には適している運動だと思います。

しかし、外を歩く場合は天候にも左右されますし、最低でも30分から1時間はウォーキングを行わないと、きちんとした運動効果が得られない運動メソッドです。対時間的な効果を見ていくとあまり効率的なものではないのです。私が指導を行う場合、常に「時間対効果の高いトレーニング」という言葉を使います。簡単にいえば、短い時間でも効果が上がる運動のことです。

あなたのように多忙なビジネスパーソンが、トレーニングを続けられなくなる原因のひとつが「忙しい」ということです。1日の大半は仕事をしていることでしょう。ではその代わり、休日に運動をしようと思っても、家族や友人との時間も大切です。これらを削らずにコンスタントにトレーニングを積み重ねていくのは、なかなか難しいもの。いくら自分のモチベーションが高くても、どうしようもないこともあるでしょう。

さらに時間が取れなくてトレーニングの間隔が空いてしまうと、どれだけしっかり体を動かしても前に行った運動効果は消えてしまいます。

これを避けるために、短時間で効果の高いスクワットをおすすめしているのです。本書では、時間効率のよさを追求したプログラムを数種類準備していますので（114ページ参照）、1日5分行うだけでも、正しいフォームでの実践と継続ができればきちんと効果を実感できるでしょう。

もし運動時間があまり取れない場合、いつもよりもインターバル（運動と運動のあいだの休憩時間）を短くするなどの工夫をすれば、100％とはいわないまでも60％くらいの効果は出せるのです。真面目なことはよいことですが、毎回トレーニングを100％で行う必要はありません。時間が取れない場合は、その時間でできる運動を行うだけでも着実に効果は表れます。どれだけ忙しくても1日5分の時間が取れない人はいないでしょう。5分でも工夫しながらできる範囲で行う、これがトレーニングを継続する秘訣なのです。

上級者ほど〝短時間〟の効果を実感している

100％ではなくても、限られた時間の中で定期的にトレーニングを行っていくと、別の効果が表れてきます。トレーニングが習慣化している人は「ダラダラしなくなる」のです。短い時間でできるだけの効果を出そうと集中するからでしょう。気分的にも肉体的にも気持ちが乗ってくるのです。そのポイントはコンスタントに運動を行うことだと思います。

私の経験上、トレーニングの間隔が空くと、当然、体力が低下すると同時に気力も低下してしまったことが多くありました。皆さんも習いごとなどで同じような経験があるかもしれませんが、あいだが空くと何となく億劫《おっくう》な気持ちになってしまうのです。しかも久しぶりということもあり、遅れた分を取り戻すため、変に気負ってしまうこともありました。普段よりも「やるぞ」と意気込んでしまい、それがプレッシャーになり、そのプレッシャーによってさらに億劫になって……と悪循環に陥ることも。

トレーニングが続かないのは、仕事などの忙しさで時間が取れないという理由もありますが、その間隔を空けてしまうことで、気持ちの中に悪循環を生み出してしまうことにも原因があるのです。短時間で効果的なトレーニングを行いたいのなら、すき間の時間でも構いません。コンスタントにトレーニングを続けていきましょう。

思い立ったらその場でできる運動をレパートリーにする

「短時間でできる」「継続しやすい」「道具もいらない」。本書でスクワットをおすすめしているのには、これらの理由があるからです。運動をしましょう、というお話をすると「ジムに行く」「ジョギングを始める」などと考えがちですが、これらは道具も場所も、そして効果を出すためには時間も必要とする方法です。

それに比べてスクワットは、簡単にいってしまえば「しゃがむだけ」。誰でもどこでもできる運動です。立っていられるほどのスペースがあれば、思い立ったらその場でできてしまうトレーニングなのです。

ただし、フォームには注意してください。19ページに紹介している正しいフォームをマスターしていないと、狙った筋肉に刺激が入らず、短時間で効果が出ないだけではなく、ひざや腰などを痛めることもあります。もし、痛みが出た場合は無理をしないで休むことも大切。きちんとコンディションを戻してからまた再開しましょう。

ひとくちにスクワット、と言ってもさまざまなバリエーションがあります。基本的なものから、上級バージョンといえるものまでありますので、スクワットだけ行っても飽きることなく続けることができるはずです。

その効果は単に下半身の筋肉を鍛えるだけではありません。スクワットの動きをすることで「腹直筋（腹部にある、上半身を安定させる筋肉）」や「脊柱起立筋群（腰を支え、背中を伸ばすために使われる筋肉）」など上半身の筋肉も動員されます。また胸や首などの筋肉も使われるので、しゃがむ、という簡単に思える動きでも全身に刺激を与える運動なのです。

思い立ったらすぐ実行できるということは、継続しやすいということでもあります。私が常にいっているのは、「瞬間的な効果で終わっては意味がない」ということです。近ごろ、無理な食事制限で短い期間で10～20kg痩せる、という話がたくさんあります。確かに短期間で痩せられることは効率的かもしれません。でも長い目で見た時はどうでしょうか？　日常生活とはかけ離れた非日常の生活で手に入れた効果は、ほんとうにいつまで続くか？　と疑問に思うことがあります。せっかく手に入れた体なので、これを一生維持していきたい、と誰でも考えると思いますが、なかなか難しいのではないでしょうか。

一方、トレーニングで自分の体を変えていく作業というのは、きわめて物理的な作用・反作用で成り立っているものです。わかりやすくいうと、やったらやった分だけ効果が出るし、やらなければまったく効果が出ません。

しっかり効果を出したいと思うなら、何かしらのインプット（主にトレーニングですが）をしていかなければいけないと思います。ただしトレーニングをやろうとした時、たとえばジムに通うことを決めた場合を例にあげると、「ジムに申し込む」「まとまったスケジュールを確保」「着替えを持ってジムに行き、トレーニングを行う」「終わればシャワーを浴びて帰宅」……と、簡単に考えるだけでなかなか時間的・金銭的な負荷がかかることになります。

これをずっと体にインプットし続けること、コツコツ続けることを考えると、かなりハードルが高くなってしまいます。それを考えると、短時間で場所を選ばずにできるトレーニングのレパートリーを持っているかどうかが、大きな差になってきます。その点においてもスクワットは、かなり優れたトレーニングの種目だと考えられるのです。

とはいえ、継続することが苦手な人もいると思います。そんな人のために「続ける」ためのアドバイスをひとつ教えたいと思います。皆さんは習慣にしていることはありますか？　歯磨きや手洗いとうがいなど、いろいろあると思います。これらの習慣は、大人になった今では何の苦もなく行っていることでしょう。でも子供のころはかなり面倒で努力が必要なことだったと思います。親に何度も「歯磨きした？」「手洗い、うがいはしたの？」と注意されて、それでもしないということもあったでしょう。

しかし大人になった今、ごく自然に努力もなしにできるようになっています。これは「仕組み化」されることで、日常の生活の一部になったからだと考えられます。大人になったから自然にできた、というわけではありません。

個人的な話ですが、私はトレーニングの時間も日常生活の一部に組み込んでいます。週に2〜3回、60分程度の筋トレを行っています。すでに習慣化されているので、とくに「努力しよう」とか「がんばろう」とか思わずとも、トレーニングに向かうことができます。先ほど「歯磨き」の話をしましたが、まったく同じ。これほどまでに習慣化されれば、やらないでいるほうが気持ち悪く感じるくらいです。

ではどうすればトレーニングを習慣化することができるのでしょうか？　それ

は自然と「トレーニングに集中（没頭）する状態」に持っていくことです。好きな趣味をしている時のことを思い出してみてください。あなたにとって、それは読書でしょうか、ゲームでしょうか、それとも映画鑑賞でしょうか。時間も忘れ、時には食べることも忘れて没頭してしまった経験が誰にでもあるかと思います。ここに人を没頭させるヒントが隠されているのです。

1．その行為をしていることで気持ちよい状態になる
2．やればやるほど効果が保証されているもの
3．大きな見返りが期待できるもの
4．自分らしさを生かせるもの

先ほど思い出していただいた「何かに没頭した経験」は、この中のどれかに当てはまると思います。つまりトレーニングもまずはこの法則のどれかに当てはめて、夢中になってしまえばよいのです。

トレーニングは物理的なもの。かならずやった分だけボディラインに変化が表れます。多くの人がトレーニングを習慣化できているのも、その効果に確信を持っているからです。変化が出るまでに多少時間はかかりますが、それからはみるみるうちに体が変わってきますし、そうなればしめたもの。夢中でトレーニングに没頭できるはずです。

結果が出始めれば、最初は気が進まなかったトレーニングであっても「気持ちのよい」行為になりますし、そもそも理想の体を手に入れるために行っているので、「大きな見返りが期待できる」のです。

このような状態にまでなれば、きっとトレーニングが苦ではなくなり、習慣化されていることでしょう。大切なことなので何度もいいますが、体はあなたの行動を裏切りません。やった分だけ結果が出ます。やらなかったら、やらないなりの見返りを受けてしまいますが。

親もさすがに歯磨きのように「トレーニングしなさい！」とは口うるさくいって

くれませんが、本書を読むほどにスクワットに興味があるあなたなら、きっと楽しくトレーニングを日常に組み込むことができるでしょう。

1日5分の筋トレでなぜ効果が出せるのか？

筋トレに限らず何らかの運動を行う場合、多くの人は1日1~2時間、みっちり行わなければ効果がない、そう思っているようです。もちろん間違いではありません。やりすぎは逆効果ですが、それくらいの時間が確保できれば効果はしっかり出てくるでしょう。ただ仕事や家庭、プライベートで多忙な中、運動に多くの時間を使うことはなかなか難しいと思います。

実はそれほど多くの時間を割かなくても、筋トレの刺激に対して体が反応してしっかりと効果は出るものなのです。またトレーニングのメニューに関しても、「何回やった、何セットやった」など、どうもわかりやすい数値を求めがちです。

できる回数が増えていくことは悪くはないのですが、筋肉の側から見ると、それよりも大切なことがあります。回数や時間よりも、「どれだけ筋肉にベストな刺激を与えることができるか」がポイントなのです。

しっかりとしたフォームで、狙った部位に強い刺激を与えることができれば、回数などは気にしなくてもＯＫ。集中するからこそ1日5分でも効果が出せるのです。正直なところ、ほんとうに効果を出したいなら、5分よりも多くの時間を割いてほしいのですが……。でも、5分でもやったほうがよいのです。ゼロはいくつ積んでもゼロですが、5分でも地道に積み上げていけば10になり、100になり、いつかは1000にもなります。

先ほども書きましたが、コンスタントにトレーニングするほうが、間違いなく効果は出せます。1週間に1回、1時間しかやらないよりも、1日5分を続けたほうが効果的。忙しくて時間がない人でも5分確保できれば、トレーニングへの道がつながります。5分なら気楽にできますし、習慣化もしやすいでしょう。

その5分にどれだけ集中できるか。漫然と体を動かすのではなく、今、自分の体のどこの部位にどんな刺激が入っているか、そしてどんな体形になりたいか。それをイメージしながらトレーニングを行えば、1時間ダラダラやるよりも、よっぽど大きな効果が得られるでしょう。

そして5分トレーニングの習慣ができたあとに、いよいよ時間を延ばしていきましょう。5分の中でつちかったものを10分、15分と拡大していくのです。最初のハードルは低いほうが長続きするもの。このほうがモチベーションを維持することが簡単だと私は考えます。

納得のいく効果（変化）を手に入れて、あとはそれを維持するだけ、という段階になれば多少ペースを落としても、その効果を維持することができます。ただ、最低でも週に2回は実践するようにしましょう。

また、その時にも土日の週末だけというやり方ではなく、最大でも2～3日くらいの間隔を空けてコンスタントに維持してください。やはりそれ以上間隔が空いてしまうと、前回のトレーニングによって筋肉に与えた刺激・テンションが元通りになってしまうので、忙しくて時間がない時には、メニューの中から1つでも2つでも種目を実施することをおすすめします。

5分のメニューがあると、生活を送るうえでいろいろなメリットがあります。たとえば食べすぎた時。体作りのまっ最中だと、今までなら罪悪感にさいなまれていたはずです。でも5分メニューがあれば、「明日の朝にトレーニングすればよいか」と思えるようになります。

この「リセットメニュー」があれば、食べすぎによる負の感情にも支配されずに済みます。食事は大切な栄養補給の時間です。できるだけ楽しみたいので、「やばいな」「まずいな」などと思ってしまう精神状態は、当然よくありませんよね。しかし、リセットメニューがあれば、「少し食べすぎてもＯＫ」という気持ちでいられるでしょう。

なんだか調子が悪い、少し体が重いという時にも、この5分メニューは有効です（ほんとうに具合が悪い時にはちゃんと休んでくださいね）。これまではダラダラ寝て休むしかなかったのが、5分のメニューでリフレッシュできるとしたらどうでしょう。そんな調子の時に1時間のメニューをやるのは、かなりハードルが高いですが、5分くらいだったらやってもよいかも、と思えるはずです。そして5分のメニューで筋肉を動かし血流をよくすれば、心も体もすっきりしていることでしょう。

食事制限のダイエットをしている人は「せっかくがんばったのに、食べすぎて振り出しに戻ってしまった」「我慢していたスイーツをちょっとだけ、と思っていたが食べすぎた」といっては嘆いています。でも5分のリセットメニューがあれば、嘆く必要はありません。食べたり飲んだりしたら、メニューをこなしてカロリーを消費してしまえばよいのです。やはり食事制限のダイエットは、効果的なものではないですね。「しっかり食べてしっかり動く」という日常に根差した取り組みのほうが、継続しやすいと思います。

大事なことなので何度もいいますが、重要なことはコンスタントに続けることです。ストレスがかかることを続けるのは難しい。ハードルをグッと下げて、続けられるトレーニングから始めてみましょう。

体重を体形管理の「ものさし」にしない

体形作りのトレーニングを始める時、一般的には「体重を5kg減らそう」など、体重の数値を目標にしてしまうことがあると思います。しかし、この目標の立て方には大きな問題があります。たとえ5kgの減量に成功したとしても、自分が満足できる体形になっていないこともあるからです。

「体重は減ったけど、たるんだシルエットは変わらない」
「目標を突破して10kgも痩せたけど、貧相な体つきになった」

せっかくの努力が残念な結果に終わることもあるのです。そもそも体重は、体の状態を数値で表しているものにすぎません。「身長が165㎝で70㎏」という同じ数値の人がいても、ぽっちゃり太って見える人もいれば、ガッチリとした筋肉質の人もいます。同じ印象（見た目）ではないのです。

大事なのは単に体重を減らすことではなく、健康的で若々しい体、カッコいい体形を手に入れることです。これからトレーニングを始めて体作りをしようと思っている人は、まずは体重のことは忘れましょう。

あまり知られていないことですが、体重を減らすと体脂肪と一緒にせっかく鍛えて作った筋肉も減ることがあります。先述のとおり、トレーニングをしなければ筋肉量は20代をピークに毎年減り続けていきます。実はゆるんだおじさん、おばさん体形はこの筋肉の減少が原因です。つまり間違ったダイエット方法によって体重を減らすと、この体のゆるみを推し進めることになるのです。

本末転倒とはこのこと。代謝を増やすために筋肉が必要で、それを増やしたいのに、ダイエットのために筋肉が減って代謝が落ちてしまう。体重を減らすことを目標とする意味はいったい何なのでしょうか?

筋肉はハリのある若々しい体つきを作るために絶対に必要なものです。筋肉は脂肪よりも重いため、筋肉がついてくると体重が減るとは限りませんが、体つきはきっと理想のシルエットに近づくはずです。

見た目と体のキレを重視する

体の状態を表す指標としてBMI(ボディ・マス・インデックス)が使われることがあります。あなたも健康診断などで見たことがあると思います。BMIは身長と体重の数値から次の計算式で求めることができます。

「BMI=体重(kg)÷(身長m×身長m)」

日本肥満学会では、BMIの数値「18・5未満」を低体重、「22」を標準体重、「25以上」を肥満としています。この数値をベースに膨大な人数を対象に調査を行い、ＢＭＩ22くらいが「健康で長生きしやすい」、ＢＭＩ25以上は「生活習慣病になる可能性が高まる」、18・5未満は「低すぎて健康を害する可能性がある」という具合に評価しています。

しかし多くの人のデータを取った結果、そうなっただけだと私は考えます。身長、体重の数値からの結果なので、そこに体脂肪などの数値は反映されていないのです。ＢＭＩ22といっても筋肉が少なく脂肪が多い人もいれば、筋肉質な人もいます。

私のＢＭＩを計算してみると、ギリギリですが「肥満」という結果になります。日々のトレーニングによって筋量を増やして、体脂肪を削った体でも、身長と体重の数値だけではそういう評価になるのです。

ですから筋トレをする時の目標は、体重減でもなく、ＢＭＩの数値を下げることでもなく、あくまで「自分がなりたいスタイル」を決めましょう。たとえば、「太ももからウエストのラインがしまっている」とか「お尻が上がった脚長のスタイル」といったものや、その目指すスタイルの元になる人を決めてもよいでしょう。具体的に頭の中ではっきりとイメージできる、見た目重視の目標にするのです。

それがイメージできたら、「そのスタイルを手に入れたら何をしたいか」というほんとうの目標も決めておきましょう。「あのブランドのスーツを着て歩く」「夫や妻にスタイルがよくなったね、といわれたい」「健康診断の数値を改善したい」など、いろいろと出てくるでしょう。

イメージは大切です。その素敵なイメージを思い描いた時に、「においがしてくる」「手で触れるくらい」まで具体的なイメージを思い描くことができれば、やる気がわいてきます。なんとか実現させる、というよりもそこにあるようにイメージはできているので、トレーニングはきっとうまくいくはずです。

そうはいってもトレーニングの効果がはっきりと形になって表れるのは、それなりの時間がかかります。筋肉の新陳代謝＝ターンオーバーにはおよそ3カ月かかるといわれているので、グッと体のラインがきれいになるなどの大きな変化は、それくらいの時間を想定しなければいけないでしょう。

「そんなに続けなきゃいけないの？」

と思ったあなた。よく考えてください。ゆるんだ自分の体を作り直そうとしているのですから、ある程度の時間がかかるのは当たり前。これは仕事の大きなプロジェクトと同じだと思って、覚悟を決めて当たるのです。2～3日でパッとできることではないのです。ただし「小さな変化」はもっと早い時期に表れます。それを見逃さないことで、「トレーニングがうまくいっている」実感をつかんでほしいのです。とくにひとりで運動をしている場合には、あなたをほめたり鼓舞《こぶ》してくれる人がいません。その小さな変化を自分のご褒美にするのです。

体重を減らすことばかりに注目していては、体脂肪が減り、筋肉が増えていてもその変化に気がつかなかったりします。体重だけを気にしないでください。鏡に自分の体を映してみた時、たとえ体重が減っていなくても体のラインが微妙に変わっているなど、初期効果が感じられると思います。

「これまで3回しかできなかったスクワットが4回できるようになった」

「なんとか1セットやっていたものが、2セットできるようになった」

などのサインを見落とさないように。まだ筋肉がついたように見えなくても、体脂肪が減ったように思えなくても、どこかに進歩しているサインはあるはずです。あなたの体の変化に敏感になり、それをモチベーションにしてみてください。スクワットの効果は、3カ月後にはしっかりと全身に表れるはずです。

大きな筋肉を鍛えると消費カロリー、基礎代謝の上昇に効果的

全身の筋肉の約60％が下半身にあるのはご存じですか？ さらに下半身には太もも（大腿四頭筋やハムストリングス）、お尻（大臀筋）など大きな筋肉が多いのが特徴です。これらの筋肉は大きいだけに同じ時間のトレーニングでも、小さい筋肉よりも大きな反応を得ることができます。大きな筋肉が刺激を受けて増強された時には、見た目の変化も大きいですし、当然、基礎代謝量も大きく増えること

になります。その結果、太りにくい体に変化し、ボディラインもひき締まっていくでしょう。下半身をダイレクトに刺激していくスクワットは、とくに効果が表れやすいトレーニングといえるでしょう。

ミトコンドリアという言葉を聞いたことはあるでしょうか？　ミトコンドリアは、人体を構成する細胞のそれぞれに存在している器官のひとつ。人間が生きていくうえで必要なエネルギー（ATP＝アデノシン三リン酸）を作り出します（これも代謝のひとつになります）。細胞内でこのミトコンドリアの量が少なくなると、エネルギーの供給も減り、体の機能も衰えていくのです。これを老化といいます。

ミトコンドリアの量は加齢によって減少していきますが、体に刺激を与えることでミトコンドリアを増やして若々しい体を保つことができます。その方法のひとつは……そう、筋トレです。トレーニングによって筋肉細胞を増やすことで、体全体のミトコンドリア量も増やせるのです。加えてもうひとつは、時々寒さや空腹を体に感じさせることで、細胞がエネルギーを生み出すのをサボらないようにさせると、ミトコンドリア量は増やせます。

“土台”が強くなると、トレーニングの質も上がっていく

筋肉を強くするためには、トレーニングを行うことだけではなく、休養と栄養補給が大切です。そして忘れられがちではありますが、実はその際、このほかにもうひとつ大切なものがあります。

それがホルモンです。

スクワットをはじめとする筋トレを行うと、成長ホルモンが分泌されやすくなります。このホルモンの分泌量によって、たとえ同じトレーニングや休養をした際でもその効果に大きな差が出てきます。その分泌量を左右しているのが、どれだけ大きな筋肉を使ったトレーニングができているかです。

全身の筋肉の約60％が下半身にあることはすでにお話ししましたが、下半身に

はお尻や太ももなど、大きな筋肉がとくにたくさんあります。大きな筋肉を使えば、その刺激が脳下垂体に伝わり大量の成長ホルモンを分泌します。これは筋肉が合成されるのに必要なものですが、それだけに使用されるのではありません。

この成長ホルモンは成長期だけに分泌されるわけではなく、成長期をすぎたあとでも体内で起こる代謝に関わり、加齢によって起こる衰えをゆるやかにしてくれるのです。そのため、成長ホルモンは若返りホルモン、と呼ばれることもあります。

成長ホルモンは脂肪分解の効果もあり、これによって短時間のボディメークの効果も期待できます。

下半身の筋肉の強化は、普段の生活だけではなくどんなスポーツにとっても重要です。太ももやお尻、骨盤回りの筋肉を鍛えることになるので、体のベースとなる土台が強化され、体のバランスの調整力が上がることも期待できます。

家やビルを建てるところを想像してみてください。地盤の固いところに、確実に基礎工事を行えば、多少の災害にはびくともしない頑丈な建物が建つはずです。同じようにスクワットによって作り上げた土台は、あらゆるスポーツの基礎になります。

スポーツのパフォーマンスが上がる

スクワットは「キング・オブ・トレーニング」、トレーニングの王様と呼ばれ、多くのアスリートも取り入れる種目です。「しゃがむ」という動作のため、下半身をメインに刺激するトレーニングにはなりますが、体幹の筋力向上も期待できる万能のトレーニングだと考えられています。

スクワットをうまく取り入れることができれば、ランニングを含めたスポーツ活動においてケガのリスクを低くできるといっても過言ではありません。さらには「走る」「跳ぶ」といった、あらゆるスポーツに欠かせない動きにかかわるため、スポーツ選手にとって重要度の高い種目になります。

スポーツにおけるスクワットの効果には、前述した大腿四頭筋、ハムストリングス、大臀筋の筋力が向上することで「下半身の安定」をはじめ、「ジャンプ力のアップ」「ダッシュ力のアップ」など、多くのものが期待できます。ここでは一部のスポーツとスクワットの効果について、解説していきたいと思います。

■ゴルフ

スクワットに使われる筋肉やその動きは、アドレスからスウィング時にかけてのものと非常に近い動きをしています。つまりスクワットはゴルフにもとても有効なトレーニング方法なのです。その効果としては、

「飛距離アップ」

下半身が安定し、バランスの取れたスウィングができる。

「軸が安定する」

下半身が安定することにより、地面に杭を打ったかのような太くしっかりとした軸を作ることができる。

「腰痛の軽減」

下半身が弱いとそれを補うために腰に負担がかかり、腰痛をひき起こすこともあるが、それが軽くなる。

■テニス

テニスの動きといえばフットワーク、サーブ、ストローク、スマッシュなどがあげられますが、これらはすべて運動連鎖で成り立っています。体の一部ではなく、つまさき↓足首↓ひざ↓股関節↓腰↓肩甲骨↓ひじ↓手首↓ラケット↓ボールという順番でエネルギーが連鎖し伝わっていくことで一番効率よく動くことが可能になります。

ボールにまで強いエネルギーをぶつけるためには、最初に土台から大きなエネルギーを伝えていかないといけません。その時に重要になるのが大きい筋肉である太ももや臀部の筋肉です。つまりサーブやストロークのスピードアップには、下半身と上半身をつなぐ運動連鎖と脚の筋力の両方が効果的に鍛えられるスクワットのメニューがおすすめなのです。

スクワットの正しい姿勢は、テニスにおいて試合中の状況に応じて素早く動き出せるフットワークの基本動的姿勢になります。ウォーミングアップにスクワットを取り入れてもよいかもしれません。「下半身からの大きな力を手に伝える」ことをプレーする前に体にイメージさせるのはよいことだと思います。

■ランニング

とにかく走り込むのがランニング練習のように思われていますが、スクワットはランニングのパフォーマンスアップのために重要なトレーニングになります。スクワットによって心肺機能が高まってパフォーマンスが上がるというよりも、ランニングフォームが改善される、脚の筋力が向上するなどの結果、パフォーマンスが向上すると考えられます。

もうひとつはケガの予防です。ケガをしてしまうと、普段のトレーニングができなくなりますから、ケガに強い体を作ることは結果的にパフォーマンスを上げることになります。
筋力が上がるからこそケガをしなくなる、という部分と、スクワットによって正しいフォームが身につくことでケガ防止になる、という両面が期待できます。もちろんランナーにとって走るのが一番のトレーニングではありますが、スクワットはどこでもできる時短トレーニングです。パフォーマンスアップのために取り入れてみてはいかがでしょうか？

このようにスクワットの効果が万能なことはわかっていただけたと思います。効果があるだけではなく、効率もよいのです。せっかく自分の時間を使ってがんばっているのだから、その分の見返りは受けたい。いわゆる遠回りはしたくないと思っている人はにとってはちょうどよいのではないでしょうか。

あらゆるスポーツの基礎となるトレーニングがスクワットです。けっしてこれが「楽」とはいいませんが、トレーニングといって思い浮かぶ種目、いわゆる昔ながらの腹筋、背筋、うさぎ跳びなどは、私からすると、きつくて効果が少ないものです。私たちは大人ですし、時間が余っているわけではないですから、効率的なものをやりたい。つまり取り入れやすくて効果が出るものをやりたい。少しの時間でも効果が出る超効率的なもの、それがスクワットなのです。

筋トレ初心者が、これからトレーニングを始めてみようという時、何をしたらよいかわからない場合、とりあえずダンベルを買ってきて、腕のトレーニングからやってみるという人も少なくないでしょう。確かにトレーニングっぽいイメージですしね。

でもこれは効率的に筋肉量を増やすことにはつながりません。前述のとおり上半身には腕など小さい筋肉が多く、大きな筋肉のほとんどは下半身にあるためです。効果の定かではないトレーニングをするくらいなら、器具も必要ないスクワットをするほうが理にかなっているのです。

階段は1段飛ばしで駆け上がるほうが楽？

階段を上がる時には脚の筋肉を使いますよね。当たり前ですが、ひとくちに〝脚〟といっても、大きく分けて前と後ろの筋肉に分けられます。体が正しく使える人は太ももの後ろ側の筋肉、ハムストリングやお尻の筋肉、大臀筋を上手く使えますが、それを意識できない人は前太ももをメインに使ってしまいます。階段を上がるとすぐに疲れる、という人は正しく体が使えていない可能性が大きいといえるでしょう。下半身全体の筋肉を動員するように使うと、より楽に上れるようになるのです。

階段1段の高さにもよりますが、だいたい1段飛ばしで上がるほうが、お尻とハムストリングを使いやすい状態にもっていきやすくなり、楽に上がれるようになるのです。ポイントとしては、体をまっすぐ保ちながら前傾になりすぎないようにすること。通常、階段を上がる時には体が前に傾いてしまいがちですが、体幹を意識して姿勢をまっすぐ保ちながら腰の位置を高くするように上がっていくことで、前太ももだけでなくハムストリング、お尻にグッと体重が乗ってくるのを感じられるはずです。

お尻やハムストリングなど大きな筋肉をフル活用

1段飛ばしによって、大腰筋を同時に鍛えることができます。大腰筋は背骨と大腿骨をつなぐ筋肉。いわゆるインナーマッスルと呼ばれるもので、意識しなければ鍛えることができない大きな筋肉です。もともと人間の胴体は右にも左にも、前にも後ろにも動いてしまうグラグラな状態ですが、それをある位置に保っておくのがインナーマッスルの役目。正しい姿勢でいる時が、もっともインナーマッスルが働いていることになります。

階段上がりでそこを刺激するためには、太ももをなるべく高く振り上げること。太ももを高く上げると腰が後ろに反ってしまいがちですが、そこを我慢して腰を反らさずにまっすぐな姿勢をキープしましょう。狙った姿勢をキープし続けようと意識した時に、インナーマッスルはしっかり働いてくれます。これが階段の1段飛ばしによる大腰筋の鍛え方です。これらの筋肉が動員されるようになると、ほんとうに楽に階段を上がっていけるようになります。自分の体の中の大きな筋肉を感じながら、ぜひ試してみましょう。

この階段1段飛ばしは、スクワットと同様の効果が期待できます。スクワットはどこでもできる手軽なトレーニングですが、階段上がりも同様です。

移動の時間もトレーニングにできれば、相乗効果も期待できます。スクワットの正しいフォームが固まっていくと、さらに動員できる筋肉がイメージしやすいと思いますし、そのまた逆もしかり。いつもエスカレーターやエレベーターを使用するのではなく、階段を見つけたら、「お！　トレーニングのチャンス!!」と思って積極的に利用したいものです。楽に上がれるようになって、エスカレーターで立ち止まらずスイスイ進んでいく快感、体験してみませんか？

第二章

ぽっこりお腹は早死にのサイン!?

メタボはたいした問題ではないってほんとう？

すっかり私たちの生活になじんでしまった「メタボ」という言葉。あなたの周りでも「最近メタボ気味だから、痩せなくちゃ！」などのように日常会話の中に当たり前のように出てきているでしょう。

「メタボ」と略してしまうと可愛らしく聞こえてしまい「たいしたことはない」なんて思ってしまいたくもなりますが、恐ろしい病気の前触れでもあるのは、ご存じのとおり。

そもそもメタボは、メタボリックシンドローム（内臓脂肪症候群）の略。ただ単に太っていることではありません。健康診断などで計測しているのでご存じだと思いますが、

「腹囲男性85cm以上、女性90cm以上」に加えて、

「血圧130／85㎜Hg以上」

「空腹時血糖値　110㎎／dℓ以上」

「中性脂肪150㎎／dℓ以上　かつ／または　HDLコレステロール40㎎／dℓ以上」

これら3項目のうち、いずれか2項目が当てはまる場合、メタボと判断されます。

腹囲を計測するのは、内臓脂肪が多いかどうかを調べるため。男性で85㎝、女性で90㎝以上ある場合は問題となる基準を超えていると考えられます。


体脂肪とは体内に蓄積された脂質のこと。そのほとんどは「脂肪細胞」という入れ物の中に、「中性脂肪」という形で蓄えられます。この脂肪細胞は幼児期から成人するまで増え続け、最終的には300億個くらいまで増えることが明らかになっています。

しかしこの脂肪細胞の数ですが、個人差がほとんどなく、太っている人でも痩せている人でもあまり変わりがないのです。つまり、太っている人の脂肪細胞は、中性脂肪を蓄えて最大で3倍くらいまで膨張するのです。

脂肪細胞の中に蓄積された体脂肪は、大きく皮下脂肪と内臓脂肪に分けることができます。

皮下脂肪はご存じのとおり、皮膚の下につく脂肪のこと。外気温から内臓などを守ってくれる断熱材としての機能のほか、クッションとしての機能もあり、生存に必要なため落としにくいという特徴があります。また女性が溜め込みやすい脂肪と知られていますが、これは出産などのため。とくに下腹部に脂肪を溜めやすく、下腹が出た「洋ナシ型肥満」になりやすいといわれています。

これに対して内臓脂肪は、胃や腸など内臓の周囲についた脂肪のことです。内臓脂肪が増えてくるとぽっこり風船のようにお腹が大きくなり、内部にあるため、手ではつまみにくいのです。内臓脂肪がつくのは中年以降の男性に圧倒的に多く、お腹回りが丸く出っ張った「リンゴ型肥満」に陥る人が多いのが特徴です。

さらに内臓脂肪は「溜まりやすく減らしやすい」ので、問題が少ないと思われがちですが、そんなことはありません。皮下脂肪と同じ〝脂肪〟ですが、内臓脂肪は多くの問題をはらんだ脂肪なのです。

それは内臓脂肪の脂肪細胞から、体に対して悪事を働く「アディポサイトカイン」というホルモンが分泌されるからです。それが動脈硬化や糖尿病、高血圧、高脂血症などの原因となることがすでにわかっています。このことから、とくに男性のメタボは危険。生活習慣病になる一歩手前、〝生活習慣病予備軍〟などと呼ばれることもあるのです。

〝予備軍〟のまま放置していれば、糖尿病や高血圧リスクなどが増加。最後には心筋梗塞や脳梗塞など、なんとも恐ろしい命に関係する病気をひき起こすのです。

肥満の人はそうでない人に比べて、圧倒的に病気にかかりやすいのはわかっていただけたと思います。さまざまな原因があると思いますが、太っている人が体に必要な成分を合成したり、栄養分を分解したり、エネルギーに変換したりする作用がうまくできないからだと考えられます。糖尿病や高血圧が多いことは先述しましたが、がんやアルツハイマーなどにも肥満が影響していることがわかってきています。まさに万病の元。太っていることはまったくよいことがないですね。

また、日本人は欧米人に比べて、肥満になった場合の危険度が高いこともわかっています。それは本来の体の作りが太ることを想定していないからです。アジア人の祖先は食料を安定して確保できない環境だったため、摂取した栄養を効率よく溜め込む体の作りになっています。

さらに「倹約遺伝子」という、少ない摂取エネルギーでも活動できてしまう遺伝子を持つ人もいます。日本人は欧米人の3倍近くの確率でこの遺伝子を持っているといわれています。日本人がマラソンなど長距離種目で強いのも何となくうなずけますよね。

この倹約遺伝子、現在、数十種類が確認されていますが、1種類持っていると基礎代謝が200キロカロリー、2種類持っていると300キロカロリー落ちるといわれています。

なかなか食料が手に入らなかった時代なら、生存のための最強遺伝子ですが、現在は飽食の時代。皮肉なものですが、この遺伝子が肥満を助長している部分もあるかもしれません。

もし本書をお読みのあなたが、男性で腹囲が85㎝、女性で90㎝を超えていたら、今すぐ対策を考えなければいけません。最適な方法はもうおわかりでしょう。スクワットなどの運動などによって消費カロリーを摂取カロリーよりも多くするだけなのです。

大きい筋肉を積極的に鍛えられるスクワットは、筋肉量を増やしやすく、その分代謝量も増えやすいトレーニングです。メタボ対策のついでにボディラインを整える体形作りも同時に行っていきましょう。

痩せている人こそ要注意!

ところで「かくれメタボ」という言葉をご存じですか? 先ほど「腹囲が基準値より上で、さらに高血圧、高血糖、脂質異常のうちふたつが当てはまる場合」にメタボに認定される、と紹介しました。ところが、

「腹囲は基準値以下」
「高血圧、高血糖、脂質異常のうち2つが当てはまる場合」以上の状態を「かくれメタボ」として、生活習慣病のリスクがあると厚生労働省が認定。また「推計914万人」と、ほぼメタボの患者数と変わらないという驚くべき数値を発表しています。

現在のメタボの診断基準は肥満が前提ですが、ウエストが細く、痩せている人でもメタボの可能性があるのです。

「痩せているのにメタボ?」

とあなたが疑問に思うのも納得できます。その原因になっているのが、極端な食生活にあるといわれています。運動を行わず、1日1食などのダイエットをした人の中には、体重が減ったにもかかわらず、高血圧、高血糖、脂質異常のうちふたつ以上の異常を持つ人が多いというデータもあります。

しかも、ただのメタボは男性のほうが圧倒的に多いのに、かくれメタボは女性のほうが多いのです。無理なダイエットに加えて、コレステロールを下げる女性ホルモンの働きが加齢とともに衰え、体内に中性脂肪が多くなるのが原因ともいわれています。脳はほぼ糖質だけをエネルギー源とする臓器ですが、低カロリー食によってエネルギー源である糖質が不足すると、脳が飢餓状態と判断して脂肪を蓄えようとすることも原因なのです。

いずれにせよ、かくれメタボとは、体には脂肪がつかなくても血液中に脂肪やコレステロールが多い状態になります。その結果、メタボと同様に動脈硬化や心臓病のリスクが高まるのです。

勘のよい本書をお読みのあなたなら解決方法はもうおわかりですね。メタボとかくれメタボ解決法は似たようなもので、体内の脂肪を減らせばよいのです。それには「適度な運動」「バランスのよい健康的な食事」が大切。当たり前のことですが、これこそが健康的な生活に大切なものなのです。

このように、人間の生活において悪の存在ともいえる脂肪ですが、太古の昔は厳しい自然を生き抜くために必要な善なる存在であったのです。

人類はその誕生以来、ずっと飢餓に苦しめられてきました。狩猟に頼った生活ではいつ食べものが手に入るかわかりません。そのため、食料を体内に取り込んだ際には、できるだけその栄養を体脂肪として蓄えておく機能を備えた人類が誕生しました。それ以外の、蓄える能力の低い人は自然淘汰されていったのです。

つまり私たちは栄養を体脂肪に変換し蓄える機能が優れた人類の子孫なのです。さらに先述の「倹約遺伝子」を持った人もいるかもしれません。だから体脂肪がつきやすいのは仕方がないのです。

しかし現代社会はどうでしょうか？　食べものがあちこちにあふれた世界です。体脂肪を溜め込んで命をつなぐための機能が、逆に生活習慣病などで命を失う機能になっています。皮肉なことではありますが、自分の体の機能について嘆いていても仕方がありません。対応していくしかないのです。

対応するためには体脂肪のことも知らなくてはいけません。ここで体脂肪がどれくらいのエネルギー（カロリー）を持っているのか考えてみましょう。

たとえば体重60kg、体脂肪10%の痩せ型の人でも6kgの体脂肪を持っていることになります。脂肪は1g＝9キロカロリーなので、全部で5万4000キロカロリーになります。一般的な日本人男性が1日に取る食事量は大体2000キロカロリーなので、27日分のエネルギーに相当するのです。かなり痩せている人でもほぼ1カ月分、これが体脂肪率20%なら2倍の2カ月分を体に溜め込んでいることになります。もちろん体脂肪も必要なものですが、現在の日本でこれほどに飢餓に強くなる必要はないでしょう。

この体脂肪を減らす方法は、ただひとつ「消費エネルギーを摂取エネルギーよりも増やす」ことしかありません。糖質であれ、脂質であれ、たんぱく質であれ、摂取エネルギーが勝《まさ》ると、それらはすべて体脂肪に変換され蓄積されるのです。

また一度、体脂肪を溜め込んでしまうと、さらに脂肪を溜め込みやすい体になってしまうのです。その仕組みについて解説しましょう。

体内の脂肪細胞に脂肪が溜まると、細胞はどんどん膨らみ、たっぷりと脂肪を蓄えていきます。脂肪細胞が十分に膨らむと、血糖値を下げるインスリンの効き目を悪くしてしまう物質が出ます。インスリンが出ているのに効かない状態を「インスリン抵抗性」と呼び、こうなると体が血糖値を下げようとしてさらに大量のインスリンが分泌されます。このインスリンがあとから効いてきて一時的に低血糖状態に。強烈な空腹感に襲われるので糖質を欲してしまうのです。

食事で糖質を取りすぎた場合も同じ作用が起こっています。糖質を摂取したことにより血糖値が急激に高まると、それを下げるためにインスリンが大量に分泌されます。あとからインスリンが効いてきて一時的に低血糖になると「さっき食べたのに、また食べたい」という悪循環に陥ることになります。また朝食や昼食を抜いて、夜にまとめて食事を取ることもあるかと思いますが、これも血糖値の急上昇につながるので注意が必要です。

「運動するのが面倒」と食事制限に頼ってしまうと、健康的に体脂肪を減らせないばかりか、先にあげた例のように「かくれメタボ」に陥ってしまう恐れもあるのです。また、強度の食事制限も非日常の試みとして、短期間はできるかもしれませんが長い目で見るとリバウンドの可能性が非常に高い方法だと思われます。

そういった意味で、余分な体脂肪を減らすためには適度な筋力トレーニングがもっとも有効な手段だと思います。交感神経の末端から「カテコールアミン」という体脂肪の分解を促すホルモンが出ることもわかっています。体脂肪を減らすのに近道なしです。トレーニングをする以外でも、階段を使う、なるべく歩くなど、日々の生活の中でできる健康的に体脂肪が減らせる消費カロリーの増やし方を考えてみましょう。

メタボは生活習慣病だけではなく、うつの原因にも

体内に脂肪を溜め込むメタボが、糖尿病や高血圧、脂質異常症（高脂血症）などの原因になることはわかっていただけたと思います。これらはとくに自覚症状もないので、いつの間にか糖尿病に、なんてことも少なくありません。

糖尿病の恐ろしいところは、最初のうちは痛くもかゆくもないところです。自覚症状がないために適切な対応をせずに放置しておくと、失明や脚の切断など取り返しのつかない状態に至ることもあるのです。また、そこまではいかなくても、通院することは仕事やプライベートの時間を圧迫します。

もちろん医療費もバカになりません。薬の種類や、血糖値を下げるインスリン使用の有無によっても変動しますが、自己負担額が年間10万円を超えるケースも珍しくないのです。そして、何よりこの病気の恐ろしいところは、「完治しない」ということです。一生投薬や食事制限が続いてしまうのです。

高血圧もまた、はじめの段階では自覚症状がほとんど現れない生活習慣病。そのため「いつの間にか高くなっていた」というケースも多く見られ、サイレントキラー（沈黙の殺人者）という異名もあるほどです。高血圧の特徴的な症状が「頭痛」や「倦怠感」など、高血圧の症状として特定しづらいもののため、見逃されることも少なくありません。

高血圧は「動脈硬化」をひき起こし、そのまま放っておくと心臓病や脳卒中など命に関わる重大な合併症の発症につながるリスクがあります。

脂質異常症は血液中の中性脂肪や、LDLコレステロール（いわゆる悪玉コレステロール）が基準より高い、またはHDLコレステロール（いわゆる善玉コレステロール）が基準より低い状態のこと。以前は高脂血症といわれていました。コレステロール値に異常があると、動脈硬化が進み、脳梗塞、心筋梗塞など血管系の病気が起きやすくなります。中性脂肪値が高いと急性膵炎《すいえん》を起こすこともあります。

また一方で、これらの生活習慣病にかかることで、「うつ」を起こしやすいことも指摘されています。病気そのものがストレスの原因になるほか、投薬の副作用で脳に影響を及ぼし、発症する場合もあります。この「うつ」も放っておくと、生活習慣病を「治そうという意欲」が低下することにもつながりますので、早めに対処することが大切です。

何となくイメージで「うつの人は痩せている」と思っている人も多いと思いますが、実際はその反対の場合が多いのです。もちろん、中には拒食症になって痩せている方もいらっしゃいますが、ストレスから暴飲暴食をしてしまい、肥満体形になってしまったという人も多く見られるそうです。

あなたは精神安定物質である「セロトニン」をご存じですか？　この物質は幸せホルモンといわれる脳内物質で、抗うつ薬などには、このセロトニンが脳内で減りすぎないようにコントロールするタイプの薬もあるのです。

そのセロトニン、運動によって分泌が促されることがわかっています。ウォーキングやランニング、スクワットなど、単純なリズムを刻む運動でとくに分泌されるのです。体を鍛えながら幸せな精神状態も手に入れられる、トレーニングがまさに万能、といった感じですが、休養（睡眠）もしっかり取ることが大事です。

睡眠不足になると、レプチンというホルモンの働きが悪くなります。レプチンは脂肪細胞から分泌される物質。脳の満腹中枢を刺激し、食欲を抑える効果が期待できるのです。つまり、レプチンが多い人のほうが食欲を抑えられ、余分な体重が増えないようにコントロールしてくれるのです。

肥満体形を防ぐためには適度な運動やバランスのよい食事、そして休養を取ることが基本。現状、メタボ気味であっても問題ありません、今からでも健康的な生活習慣を手に入れることは十分に可能です。

メタボが続けばサルコペニア肥満になる

「サルコペニア」。あまり聞きなれない言葉かもしれませんが、加齢とともに筋量が減少し、筋力や運動機能が低下した状態のことをいいます。サルコ（筋肉）とペニア（減少）というギリシア語を組み合わせた造語です。

ここまで「体脂肪の増加が危険」というお話をしてきましたが、その体脂肪が多い状態を放置しておくと、筋肉が少なく（サルコペニア）、しかも体脂肪が多い（肥満）という「サルコペニア肥満」の状態に陥ります。

一般的にサルコペニア肥満は年齢が上がるほど増えていきますが、早い人は40歳代で発症。筋肉が減少する70歳代では通常の肥満より増える傾向があります。その中でも問題なのは、若い世代の発症です。運動習慣がないと、筋肉は20～30歳代から少しずつ減っていくことは先述のとおり。筋肉はエネルギーを多く使うところなので、筋肉が減れば、使われずに余ったエネルギーは脂肪に変えられて体に蓄積されます。

このサルコペニア肥満の怖いところは、外見的にはさほど太って見えないこと。ただ単に筋肉量が少ないから細く見える、というだけなのですが、本人も自覚がないまま症状が進んでいきます。

体形や体重が若いころとあまり変わらない人でも注意が必要です。BMI（体格指数）が標準であっても、若いころは筋肉だった部分が、脂肪に置き換わっている人も少なくありません。筋肉は脂肪よりも重いので、単純にBMIだけの数値ではサルコペニア肥満はわかりにくいのです。

対処方法は……、もうおわかりですよね。健康的な食事と運動です。運動により必要な筋肉を取り戻し、余分な脂肪を落とすことができます。

とくに効果的といわれているのが、筋肉に負荷をかけて行う筋トレ。筋肉に刺激を与えて鍛えると、年齢に関係なく何歳からでも強く大きく発達させることができます。

とくに大切なのが太ももやふくらはぎなど下半身を中心とした筋肉群を鍛えることです。筋肉は使わないと衰えやすいもの。コンスタントに刺激を与えて、体の危機から自分を救いましょう。

溜まった脂肪はお腹回りを中心についてくる

口から取り入れたエネルギーが燃やされないまま（使われないまま）になると、体脂肪として蓄積されます。ところがその体脂肪、全身にまんべんなく蓄積されるのではなく、主にお腹回りに溜まっていきます。その結果、ぽっこりお腹や三段腹といわれるようなメタボ体形になっていくのです。

人間は二足歩行の動物です。あくまで動物ですから、脂肪がつく場合も二足歩行がしにくくなる部分にはつかないと考えられます。くるくる回るコマを想像してみるとわかりやすいかもしれません。中心部（胴体）のほうに重量（脂肪）を持っていったほうが、重量バランスが取れるのです。頭の上のほうではバランスが悪くなって、歩く際などに不安定になる。だからお腹回りに脂肪がついていく傾向があるのではないでしょうか。

いずれにせよ、運動不足などにより全身の筋肉が減っていくと、それに反比例するかのように脂肪はつきやすくなります。私のクライアントにも多いのですが、体形としてはお腹に脂肪がついているにもかかわらず、もっとも必要とされるお尻の筋肉がそぎ落ちている、そんな状態になっていくのです。

とても健康的とはいえないですよね。万が一、昔と比べて体重に変動がなくても、体の中は脂肪が多くて筋肉が少ないという状態に大きく変わっている可能性もあります。コンスタントにトレーニングをしていないなら、体は確実にゆるんでいるので、シェイプされたカッコいい見た目にはならないでしょう。

お腹の筋肉が小さくなり腹圧が下がるのもぽっこりの原因

お腹、ウエスト部分は骨格がありません。胴体上部には肋骨《ろっこつ》や肩甲骨《けんこうこつ》があり、腰は骨盤で守られていますが、お腹に骨格がなく筋肉で守られているのです。大切な臓器があるので、骨格があってもよさそうな気がしますが、これは前かがみになったり、後ろを振り返ったり、寝返りを打つなどの動きがとてもやりにくくなるからだと思われます。

また、食べものを取り込んだ時に、消化吸収が終わるまでお腹を膨らませておければ、食後も窮屈ではなく動きやすい。さらに女性は子供を宿すこともできます。お腹の部分が伸縮することは、人間の生活のさまざまな場面において都合がよいわけです。

しかし、それがぽっこりお腹の原因でもあります。内臓を守る筋肉がない人は脂肪で守っているという言い方も、もしかしたらできるかもしれないですね。

その骨格の代わりに腹部を支えているのは、内臓を収める「腹腔《ふくこう》」という袋に加えられている圧力です。これを「腹圧」といいます。腹圧の強さを左右するのは、お腹回りにあるインナーマッスルです。腹筋はもちろん、背筋、横隔膜で腹圧を高めているのです。腹圧が弱いと、腹部は膨らんでもともと前に反っている背骨が過剰に前方に曲がってしまいます。その結果、背骨の前に位置する内臓が前面に押し出されてぽっこりお腹となるわけです。

ぽっこりお腹を解消するには、腹圧に関係している筋力を鍛えること。わき腹だけではなく、背筋回りの筋力アップが必要になります。３６０度ぐるっと一周する筋肉でお腹を包んで納めておく必要があるのです。

スクワットは多くの筋肉に刺激を与えるトレーニングで、体脂肪の減少には十分な効果が期待でき、間接的にお腹が凹《へこ》んでくる効果はありますが、お腹にダイレクトに効く筋トレではありません。もしも、お腹のぽっこり具合がすでにメタボ判定の値《あたい》を超え、何よりも優先してケアしたいという場合は、スクワット以外に腹圧を高め、お腹回りを集中的にひき締められる体幹トレーニング種目なども積極的に取り入れましょう。

楽してお腹が割れるのはうそ

お腹の前面にある筋肉、腹直筋がきれいに6つに割れて見える状態「シックスパック」。どうせトレーニングするなら、その状態を目指してみたいものですが、そう簡単なものではありません。

近ごろ、体にペタッと貼り付けるだけで腹筋が割れる、と宣伝している機器が流行《はや》っていますが、あれだけでまるでボディビルダーのように腹筋が割れることはないでしょう。まさか信じていないですよね？

お腹を割るためには……、
・表面の皮下脂肪が減る
・腹筋を発達させる（より立体的に見せる厚み）
このふたつの要素が必要になります。

学校の理科室などにあった人体模型を見たことがあると思いますが、皮膚、脂肪などを取り除けば、誰でも腹筋は割れているのです。しかし、腹筋の上に脂肪が覆いかぶさっていることで、本来の腹筋の形が見えなくなってしまっているのです。そのため、見栄えのするシックスパックを目指すなら腹筋前面の筋肉、腹直筋をトレーニングによって肥大させることが必須です。さらに、電気は脂肪の層を通りにくいということもお忘れなく。ゆえに器具をペタッとお腹に貼っても、驚くような効果はあまり期待できないのです。

体脂肪を落とすためにやってはいけないのは、過度な食事制限のダイエット。

これはリバウンドの原因になりますし、筋肉を大きくするための栄養も足りなくなります。効率よく筋肉を大きくしたいなら、トレーニングと同様に摂取する栄養が大切。たんぱく質はもちろん、トレーニングに耐えるため、ある程度カロリーも必要になってきます。

とはいえ主食であるご飯や麺類、甘いものなどをやめられない人もいるでしょう。無理に我慢する必要はありません。炭水化物や糖質のうち、食べるものの種類を少し変えてみるだけで、体脂肪は落ちていきます。つまり、ＧＩ値の低い食べものに置き換える食事方法です。

ＧＩ値とは食べものや食材を摂取した時の血糖値の上昇度合の指数のこと。値が低い場合、血中の糖分を脂肪細胞に溜め込む作用があるインスリンの分泌量が少なくなります。カロリーをそれほど気にしないで、低ＧＩ食品を選んで食べるだけなので、ストレスが少なく脂肪を減らすことができます。

その時に大事なのは、白米よりは玄米、うどんよりそば、などというように、簡単にいえば色つきのものを選ぶこと。あとは肉や魚介類・豆・乳製品などのたんぱく質、野菜などの食物繊維もかならず一緒に取るようにしてください。なぜならこれらの栄養素は、急激な糖質の吸収によるインスリンの分泌を抑制してくれるからです。

ダイエットサプリやEMSに惑わされないように

先ほどのお腹回りのシェイプアップ機器の話をもう少し詳しくお伝えしましょう。電気刺激によって筋力トレーニングができるというフィットネス機器（EMS）がありますが、きちんとしたものを選べば確かにそれなりの効果は期待できるでしょう。

しかし、過度な期待は禁物です。これらの広告に登場する「隆々と腹筋が割れたモデルさん」たちはすごい腹筋をしていますが、冷静に見れば、この人たちはボディビルダーか完全なるアスリートレベルの体つきをしていますよね？　おそらく厳しいトレーニングによってもともと腹筋が割れている人であって、メタボの状態から、ＥＭＳだけで腹筋が割れたわけではないと思います。身もふたもないことですが。

トレーニング初心者がＥＭＳを使用する際、当然鍛えていないので腹直筋は発達していない状態だと思います。さらに腹筋の皮下脂肪が厚かったら、電気刺激がさらに伝わりにくい状態になります。ＣＭのモデルさんは皮下脂肪が少なくて、筋肉が大きいので刺激によってボコボコ動いていますが、ぽっこりお腹の人がいきなり使い始めてもあれほどの刺激は伝わらないのです。

サプリメントも同様です。

「これを飲んだら食べたカロリーがチャラに！」

「カロリーゼロなのでいくら食べても大丈夫！」

などのものがありますが……私はこれらのものをおすすめはしていません。

食事というのはおいしいものを食べて幸せになる、という面もありますが、人間が活動するために、体を作る栄養と動くために必要なエネルギーを適切に補給するという側面があるからです。

口から取り込むものに関しては、ゼロカロリーなどのものよりも、バランスよく栄養価の高いものを優先しましょう。トレーニングを続けていくのであれば、筋肉を作るたんぱく質を中心に摂取していく必要があります。いくら体脂肪を減らしたいと思っても、食事を制限する方法は続かないだけではなく、ものすごいストレスになります。

私がクライアントに指導する場合、「ドカ食いをしている」など改善する必要がある人は別にして、食事は変えなくてよいとお伝えしています。その代わり「すき間時間を利用してトレーニングをしましょう!」といっています。その結果、補給した栄養とトレーニングで消費したものを足し引きし、消費エネルギーが勝れば痩せる、という結果を得ることができると思います。

食事はそれほど意識しなくて問題ありません。そういうと不安に思う人もいるかと思いますが、これまで1万人以上を指導してきましたが、自然に目標に向かって必要なものを取っていく方向に進んでいくものです。

一般的にはトレーニングで効果が上がると、「もっと体を鍛えたい」という欲が出てきます。そうなればしめたもの！　これまで以上に、がんばったトレーニングの見返りが欲しいと考えるようになります。それまではトレーニングをしていても、終わったあとに「コーラとポテトチップスで食事を済ませる」なんてことをしていた人でも、きちんとした食事で体に栄養を与えたいと考えるようになっていきます。よい体作りのための好循環が生まれていくのです。

まずはスクワットを正しいフォームで行っていきましょう。これだけでもしっかりと体が鍛えられていきます。そこからスタートして、トレーニングと食事の両輪をしっかりしていけば、どんどん効果が実感できていくはずです。そうなったら効果の怪しげなサプリも、気やすめのダイエット器具なども必要なくなるでしょう。

筋肉の減少は寝たきり早死にの原因に

日本は世界1位の長寿大国です。メタボの患者数が増えているとはいえ、健康的な和食文化の影響があるためか、男女ともに長命なのです。しかし、「寝たきり年数」を見ると、かなり悪い数字が出るのを知っていますか？

寝たきり年数とは、平均年数から健康寿命（健康上の問題で日常生活が制限されることなく生活できる期間）を引いた年数を表した造語のことです。

男性：平均寿命80・21歳－健康寿命71・19歳＝9・02歳（寝たきり年数）
女性：平均寿命86・61歳－健康寿命74・21歳＝12・4歳（寝たきり年数）
※厚生労働省　健康日本21（第二次）推進専門委員会審議会資料　2014年

諸外国の寝たきり年数の平均は7年程度であるのに対し、先ほどの数値を見ていただければわかりますが、男女ともに約10年にもなります。いろいろな事情があるとは思いますが、健康的に自分の思い通りに動けない期間がこれほど長いことに驚かれたのではないでしょうか。

あなたが思い描いている未来は、不自由な体で寝たきりになるようなものではないはずです。好きな場所に自由に行ける体を持つことではないでしょうか。ただ長生きするだけでは意味がない、と思っているでしょう。

しかし、年齢を重ねるごとに確実に筋力は衰えていくのです。筋肉の約60%は下半身。主に下半身をしっかりと鍛えていなければ、足腰から衰えを感じ、最終的には天井を眺める生活が長くなってしまうかもしれません。

また体内の筋肉量の多い／少ないによって、死亡率が2倍にまで跳ね上がるという調査結果も厚生労働省調査班より発表されています。47～92歳の一般の男性626人の全身の筋肉量、骨量、骨密度を1年にわたって測定。その結果、筋肉量の少ないグループのほうは、死亡率が1.9倍高いという結果になったといいます。死因別で見ると、がんや脳卒中などの病気では差異が見られなかったものの、肺炎などの呼吸器系の病気が2.6倍高くなっています。

この調査結果をまとめると、筋肉量が少ないと免疫力が落ち、いろいろな疾患にかかりやすく、寿命が縮まるという結果が導き出されています。

筋肉は脂肪を燃焼させ「理想の体形」を実現するといったビジュアル面で有効なだけではなく、健康、さらには長寿の面でもプラスに働くのです。始めるなら今です。今はまだ大丈夫かもしれませんが、かならず衰えはやってきます。健康的な明るい未来を迎えたいなら、日々のトレーニングを実践しましょう。

第三章

10回スクワットから始める腹にも効く筋トレ

週2回、1回5分が基本設定

筋トレの効果についてお話ししてきましたが、実は若いころいろいろなスポーツをしてきた人に限ってある種の抵抗感があるようです。それは、筋トレを罰ゲームのように思っているから。確かに「シュートをミスしたら腕立て10回！」「エラーしたらスクワット20回！」などはよくある話。それが苦い思い出として頭から離れないようです。

しかし、理想の体形を作り上げ、維持するために筋トレを行う人にとって、筋トレはつらいだけのものではありません。そのような対価が得られるのであれば、むしろ積極的にやりたくなるもの、と思っているのではないでしょうか。

そもそも本書ですすめるスクワットの、初めの設定はつらいものではありません。基本的に週2回、1回5分、長くても20分程度です。3日おきくらいにやっていれば十分実感としての初期効果が出てくるものです。

筋トレによって筋肉を太くたくましくしていくためには、トレーニング以外に休養と栄養補給が必要です。軽い筋トレなら休養は2日で十分。3日のあいだが空けば、強度の高いメニューをこなしたあとでも、次のタイミングにはリフレッシュした体で、しかも新鮮な気持ちでトレーニングができるはずです。

また、どこでもできることも特長のひとつです。自宅でやるトレーニングですからジムに揃っているようなマシンはもちろん、バーベルもダンベルも使いません。特別な道具を使わずに行うことができるのです。


しかし、効果的な筋トレを行うためには筋肉に適切な刺激を与える必要があります。体重と重力をうまく利用して強化したい筋肉に負荷をかけていきます。

単に自分の体重を使うのなら負荷の大きさを変えられないのでは？　という疑問があるかと思いますが、まったく問題ありません。体の角度や動作の深さを変えることで、十分な負荷でトレーニングをすることが可能なのです。

自分の体重を使う「自重トレーニング」の最大のメリットは、時間が無駄にならないことです。ジムでトレーニングするには、いくら駅前にある便利なジムだとしても、それなりに時間がかかります。行き帰りの時間に着替えの時間。トレーニングが終わればシャワーを浴びる必要もあるでしょう。自宅などで行うことができれば、その時間が必要なくなるのです。

私は普段インターネットを使った筋トレ指導を仕事としています。このサービスは、一人ひとりの目標や体力レベルに合わせて私がトレーニングメニューを作成し、具体的なやり方は動画解説を見てマスターしてもらうものです。筋トレはクライアントがそれぞれ自宅で行い、その進捗《しんちょく》に合わせてメニューのメンテナンスなどオンラインでのサポートを随時行います。この方法で、多くの人が自分の望む体形を作り上げています。

実はこのトレーニングメソッド、私の実体験から導き出されたものが注入されています。私は大学を卒業してから電子機器の会社に就職したのですが、その仕事は激務そのもので、早朝に会社の寮を出て帰りは終電という日々が続きました。学生時代から筋トレはしていましたが、この激務ではジムに行く時間がまったく取れません。「それなら自宅でできるトレーニングをするしかない」と試行錯誤の末に作ったメニューの一部をここで紹介しているのです。そのポイントとなるのが、「努力対効果」あるいは「時間対効果」を追求したメニューです。〝筋トレに費やす努力に対してどれだけの成果が得られるか〟を重視したもので、インターネットを通じてこれを指導していますが、「今までダイエットなどで長続きしなかったのに、これだけはできた」など、続けるという部分で評価をいただいています。

このように、ジムではなくても、筋トレの効果は上げることができるのです。

そのためには、正しいフォーム、トレーニングメニュー、休養、栄養補給、これらを継続するモチベーションが必要ではありますが、それも本書を読んでいただければ、きっとご理解いただけると思います。

まずは次のページから始まる具体的なメニューに挑戦してみてください。誰でも自宅で手軽に始められるものばかりそろえています。

■筋トレメニュー一覧

18ページの基本のスクワットだけでも効果は出ますが、ひとつのメニューだけで飽きないように本書ではスクワット系のバリエーションから、同じく下半身を鍛えるランジ系のメニュー、さらに立ったままお腹に効くメニューまでご紹介します。
メニューの目安は時期・体の成長によって変わるので、自分に合ったものを選んで行いましょう。

<table>
<tr><th>STEP</th><th>掲載ページ</th><th>種目名称</th><th>内容</th><th></th></tr>
<tr><td>STEP1
まずは正しいフォームを身につける</td><td>016</td><td>スクワット</td><td rowspan="4">少ない回数、5分～から始め、成長（助走期～維持期）に合わせて回数等を増やしていく</td><td rowspan="5">スクワット系</td></tr>
<tr><td rowspan="4">STEP2
基本以外の
スクワットで
気分を変えて！</td><td>019</td><td>腕上げ
スクワット</td></tr>
<tr><td>115</td><td>ハンズアップ
スクワット</td></tr>
<tr><td>118</td><td>シザーズ
ジャンプ</td></tr>
<tr><td>135</td><td>シングル
スクワット</td><td>強度が高めなので、他メニューの助走期を終えてからがおすすめ</td></tr>
<tr><td rowspan="5">STEP3
スクワット以外の
メニューで
効果UP！</td><td>119</td><td>フロント
ランジ</td><td rowspan="5">少ない回数、5分～から始め、成長（助走期～維持期）に合わせて回数等を増やしていく</td><td rowspan="4">ランジ系</td></tr>
<tr><td>123</td><td>サイド
ランジ</td></tr>
<tr><td>127</td><td>ツイスト
ランジ</td></tr>
<tr><td>131</td><td>ニーホールド
ランジ</td></tr>
<tr><td>139</td><td>ニーツー
エルボー</td><td>その他</td></tr>
</table>

<実施目安の期間について>

1 助走期：筋トレ経験なし～3カ月くらい
2 変化期：4カ月～6カ月くらい
3 進化期：半年すぎ～1年くらい
4 維持期：1年以降～

ハンズアップスクワット

全身の自重を使って行うダイナミックなスクワットトレーニング。足腰の強化はもちろん、背筋や体幹にも効くおすすめの種目です。ウォーミングアップや気分転換にもなるメニューです。

ポイント

・上体は思い切り背伸びをするように天高く突き上げるように意識します。
・上体はしっかりと起こしたまま固定して、深くひざを曲げます。

やり方　ハンズアップスクワット

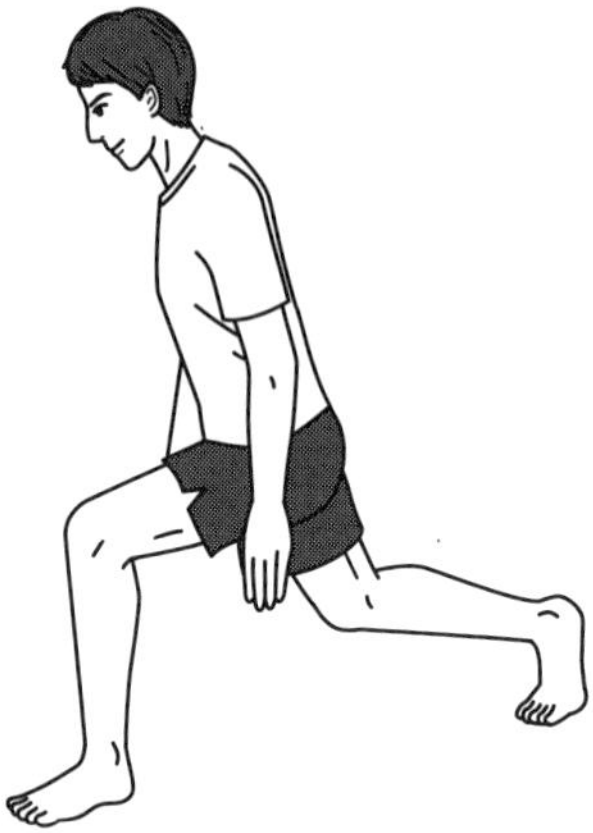

1 両脚を肩幅よりも広げて脚を前後に大きめに開く

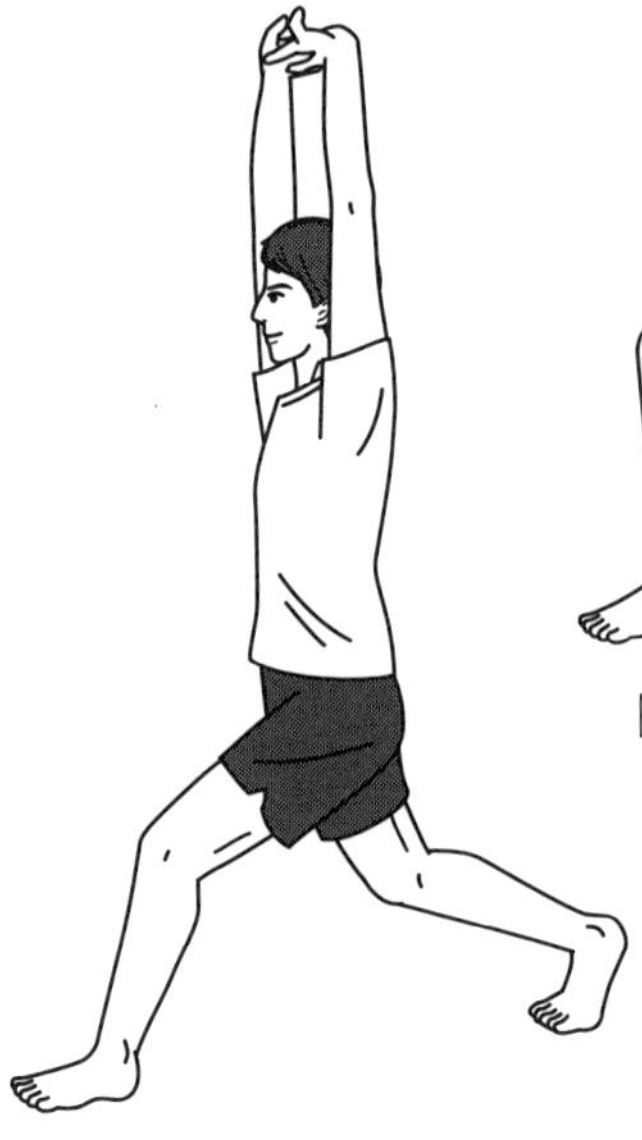

2 脚を開いたまま両手の平を天井に向けて腕を伸ばす

ターゲット　脊柱起立筋群、大腿四頭筋、大臀筋　など

やり方　ハンズアップスクワット

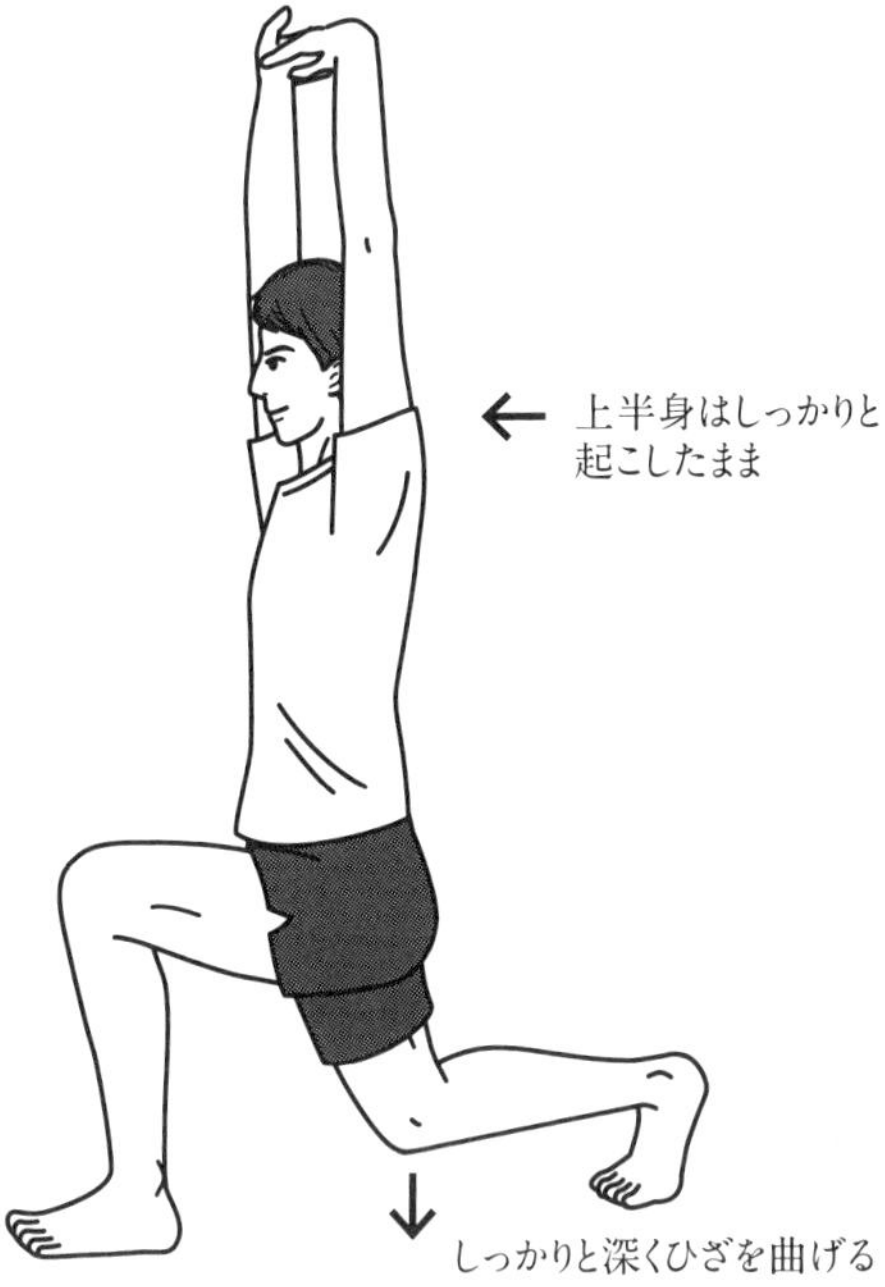
上半身はしっかりと
起こしたまま
しっかりと深くひざを曲げる

3 背すじを伸ばし、息を吸いながら、後ろ脚のひざが床ぎりぎりに近づくまで腰を下ろす。ゆっくりと元の位置へ戻る

実施の目安　左右入れ替えて合わせて10回／1セット

1 助走期：2セット／週4〜5回　2 変化期：2〜3セット／1日おき
3 進化期：3セット／週2〜4回　4 維持期：3〜4セット／週2回程度

レベルアップ版　シザーズジャンプ

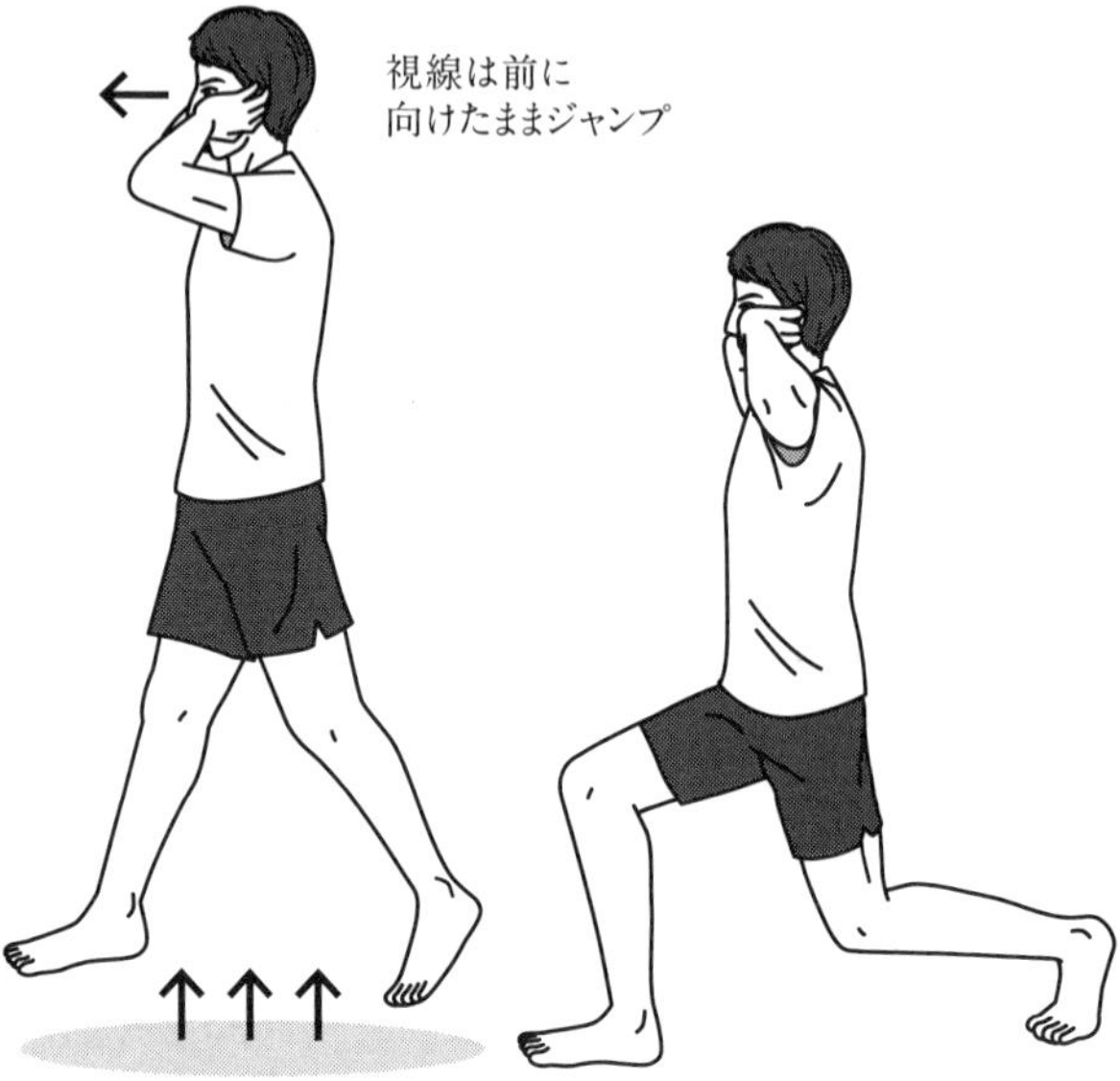

1 両脚を前後に広げ、両手は頭の後ろで組み、真上にジャンプ

2 一番高いところで脚の前後を入れ替え、着地。この動作を左右交互に繰り返す

ターゲット　脊柱起立筋群、大腿四頭筋、大臀筋　など

実施の目安　20回／1セット

1 助走期：2セット／週4～5回　2 変化期：2～3セット／1日おき
3 進化期：3セット／週2～4回　4 維持期：3～4セット／週2回程度

フロントランジ

大腿四頭筋を中心に、足腰をしっかりと強化できるトレーニング。太ももの前側を意識して、じっくりと行うことがポイントです。脚の付け根を刺激することで、ヒップアップが期待できます。
また、ひざ回りをすっきりとさせる効果もあります。

ポイント
・前方へ脚を大きく踏み出しすぎると元の位置へ戻れません。無理のない歩幅で行いましょう。

やり方 フロントランジ

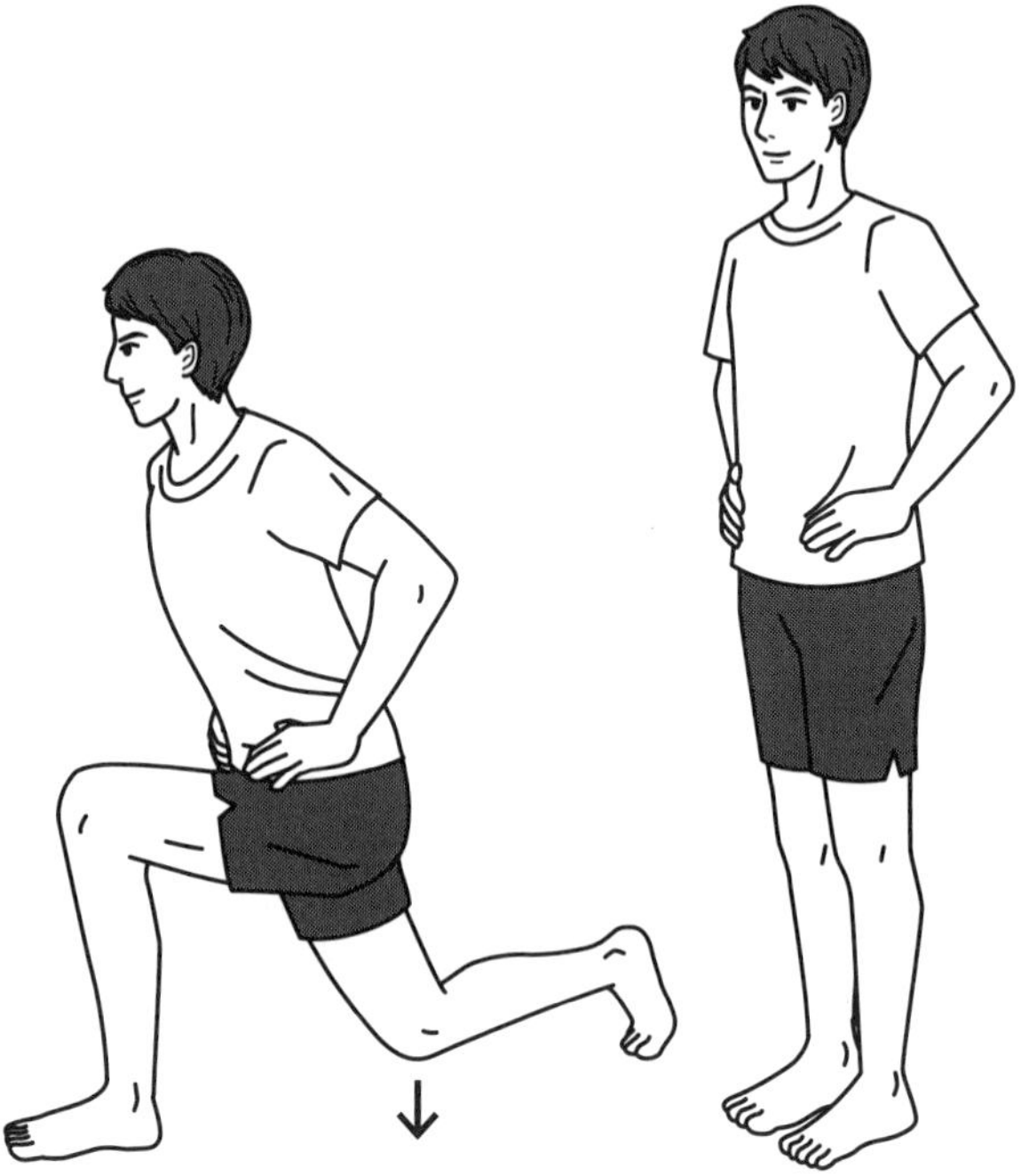

2 片脚を大きく前に踏み出し、ひざを90度に曲げる。背すじは伸ばしたままできるだけ深く体を沈める

1 脚をそろえてまっすぐに立ち、両手は腰に置く

ターゲット 脊柱起立筋群、大腿四頭筋、大臀筋　など

やり方 フロントランジ

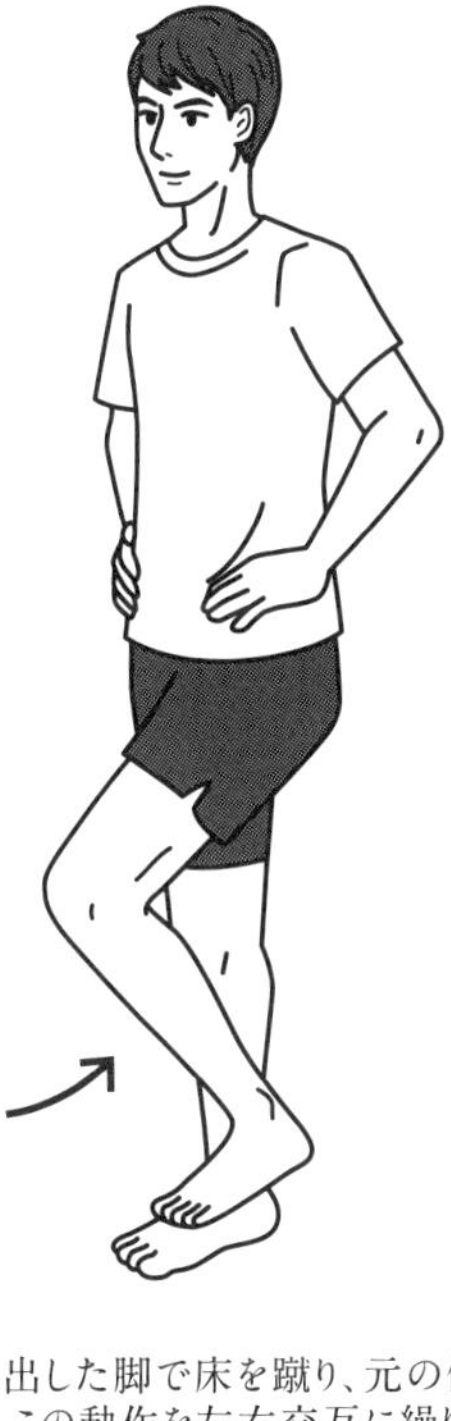

3 踏み出した脚で床を蹴り、元の位置へ戻る。この動作を左右交互に繰り返す

実施の目安 左右交互に10回／1セット

1 助走期：2セット／週4～5回　2 変化期：2～3セット／1日おき
3 進化期：3セット／週2～4回　4 維持期：3～4セット／週2回程度

レベルアップ版 フロントランジ（＋ダンベル）

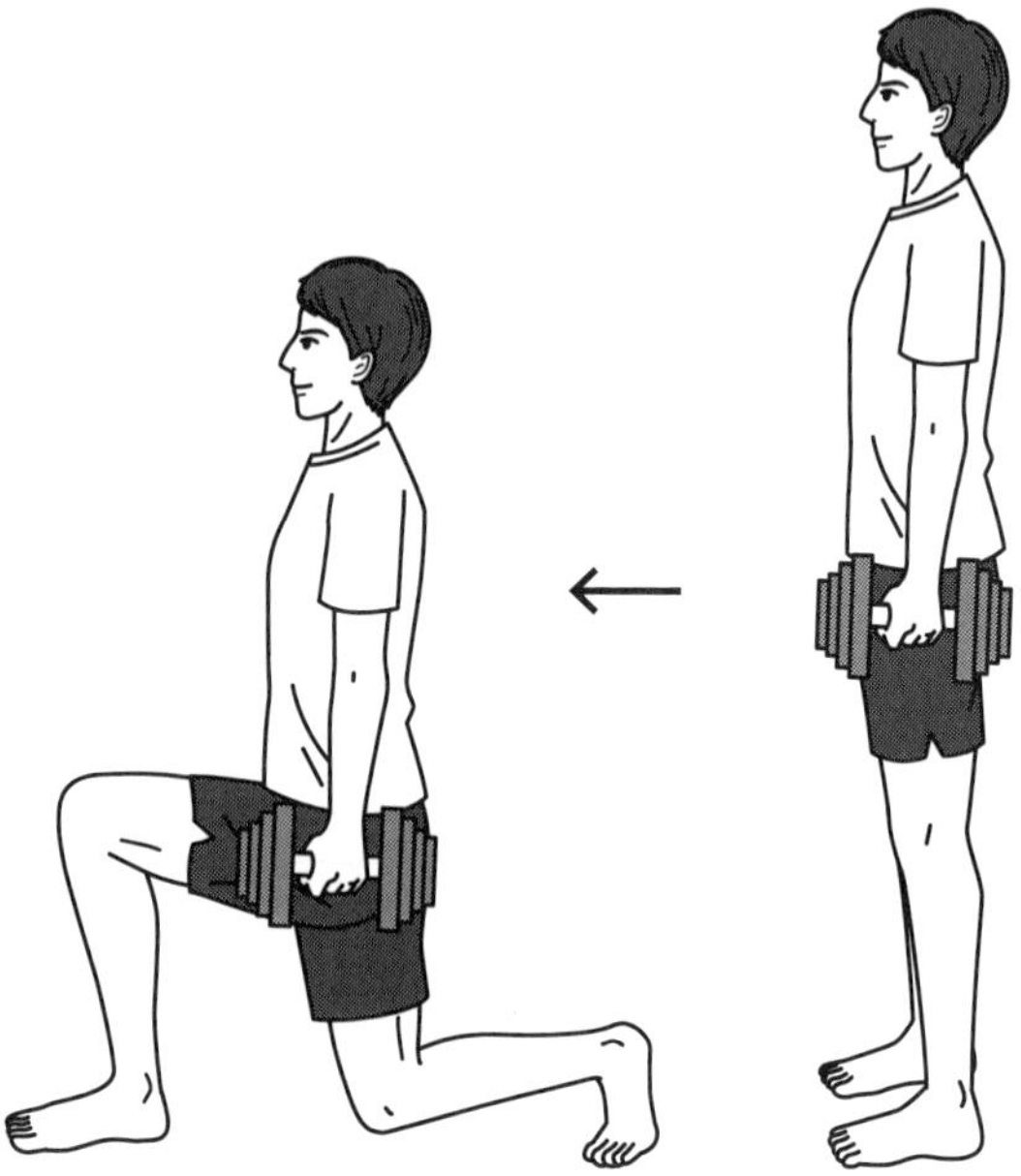

ダンベルを持ち大きな負荷をかけて動作することで、より効果はアップします。ただし、フォームが習得できていないにもかかわらず、ダンベルを用いるのはあまり望ましくありません。まずはバランス力を鍛え、正しいフォームを身につけてから行いましょう

実施の目安 10回／1セット

1 助走期：2セット／週4～5回　**2** 変化期：2～3セット／1日おき

3 進化期：3セット／週2～4回　**4** 維持期：3～4セット／週2回程度

サイドランジ

大臀筋をしっかりと意識しながらじっくりと筋力強化を行えるトレーニング。股関節を動かしつつ、上半身がぶれないように腹筋に力を込めることで体幹も安定し、横の動きに強い軸ができます。

ポイント

・ひざがつまさきよりも前に出ないように、ひざを曲げる時も背すじが曲がらないようにしましょう。

やり方 サイドランジ

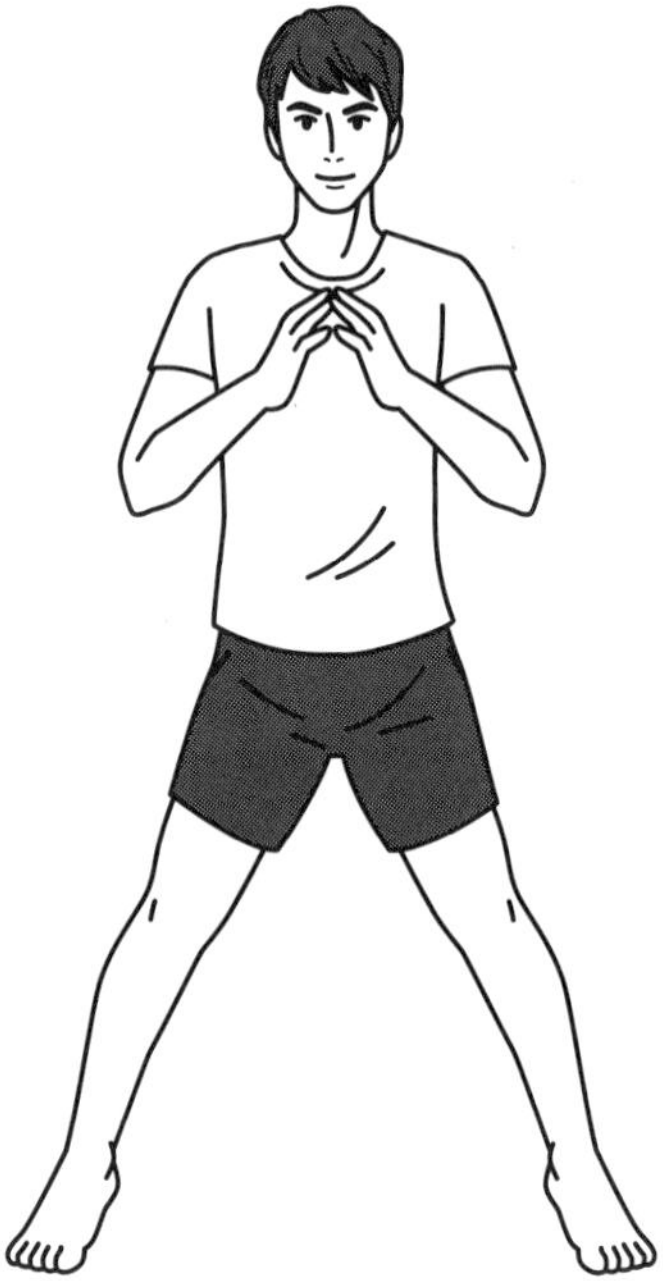

1 脚を大きく左右に開き、つまさきは真正面に向ける

ターゲット 大腿四頭筋、大臀筋　など

やり方　サイドランジ

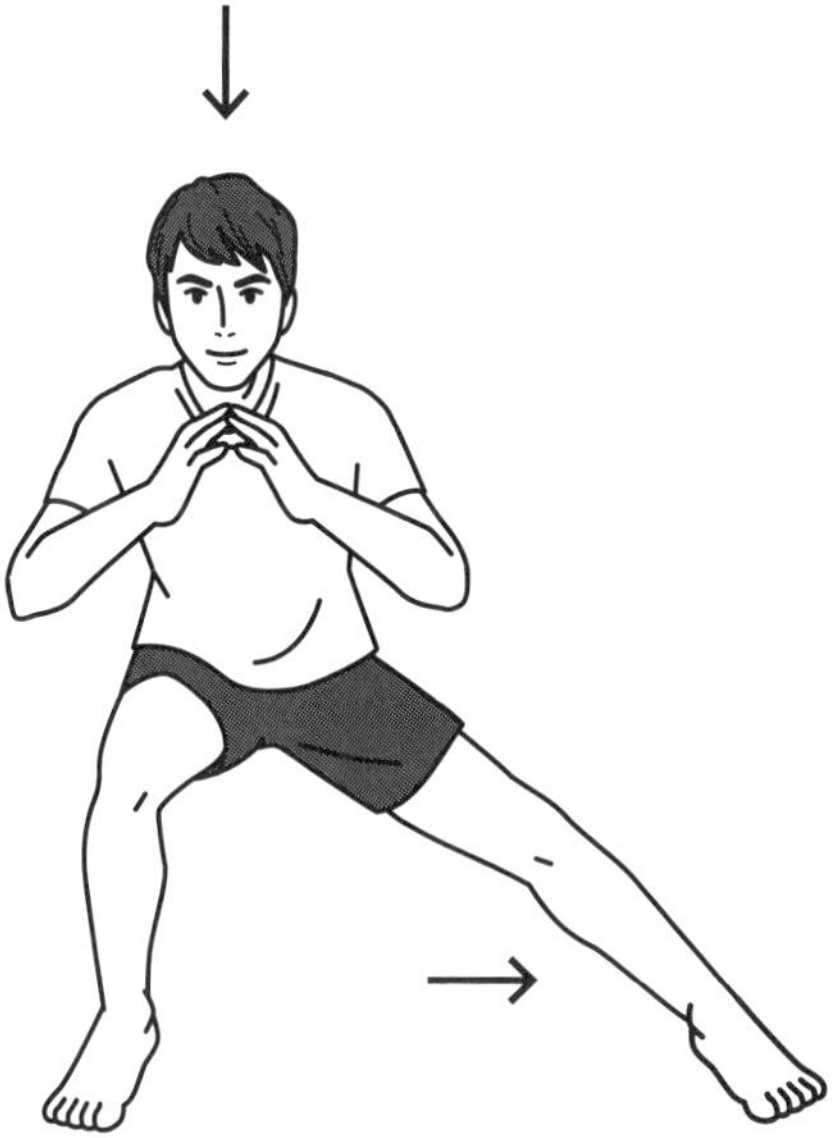

2 お尻を後ろにひきながらひざを曲げて、体重を左右に大きくかける。重心は曲げた脚の真上にくるようにしながら、左右交互にゆっくりと屈伸動作を行う

実施の目安　左右交互に10回／1セット

1 助走期：2セット／週4〜5回　2 変化期：2〜3セット／1日おき
3 進化期：3セット／週2〜4回　4 維持期：3〜4セット／週2回程度

ツイストランジ

下半身を強化しながら、連動する捻転動作でわき腹シェイプも狙えるトレーニング。大腿部から脚の付け根をしっかりと刺激し、メリハリのある中半身を作る効果があります。

ポイント

・腰～背中まではかならず体をまっすぐ伸ばし、背すじを曲げないようにしましょう。

・グラつかないよう、うまくバランスを保ちながら行いましょう。

やり方　ツイストランジ

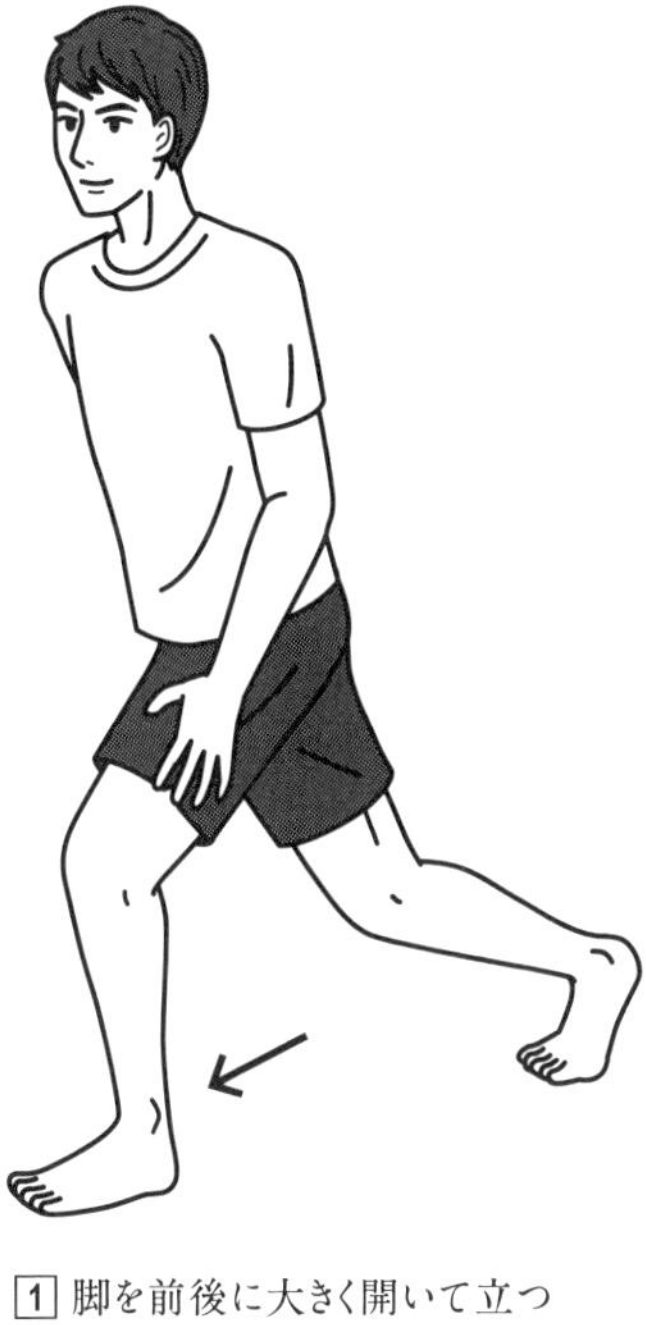

1 脚を前後に大きく開いて立つ

ターゲット　腹斜筋、大腿四頭筋、大臀筋　など

やり方 ツイストランジ

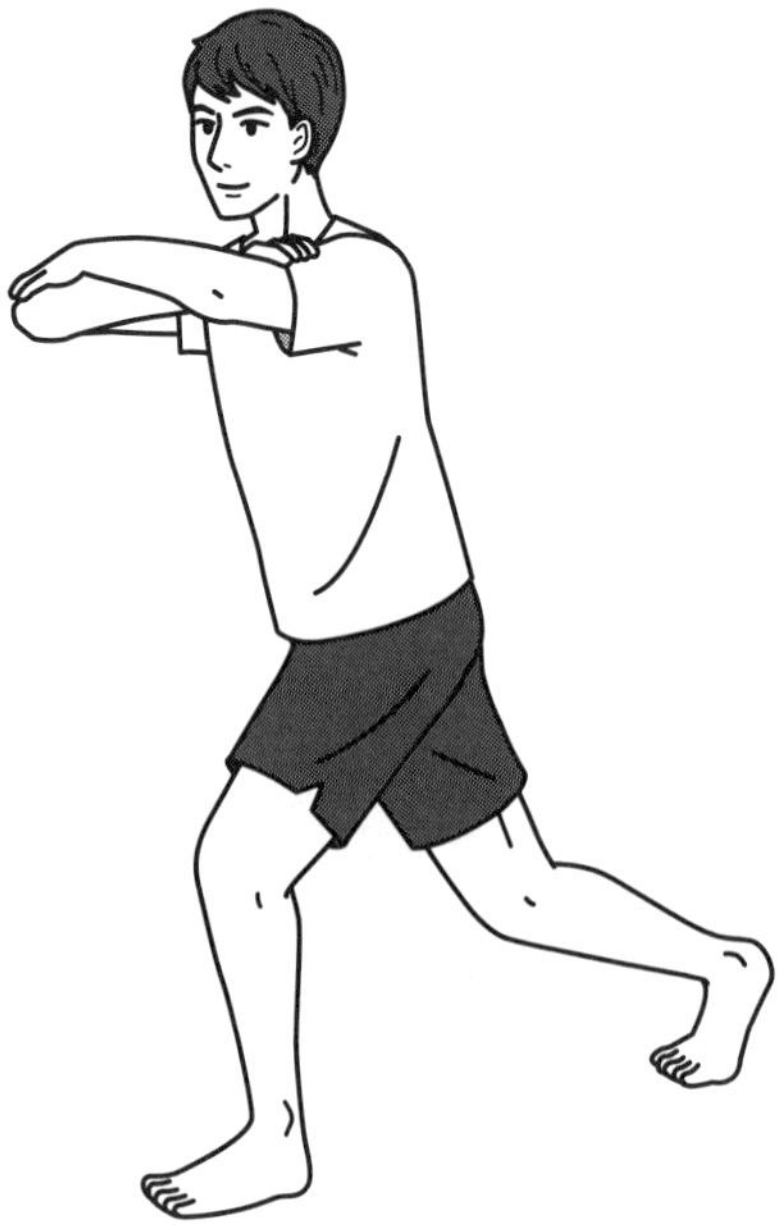

2 両手を胸の前で組む

やり方 ツイストランジ

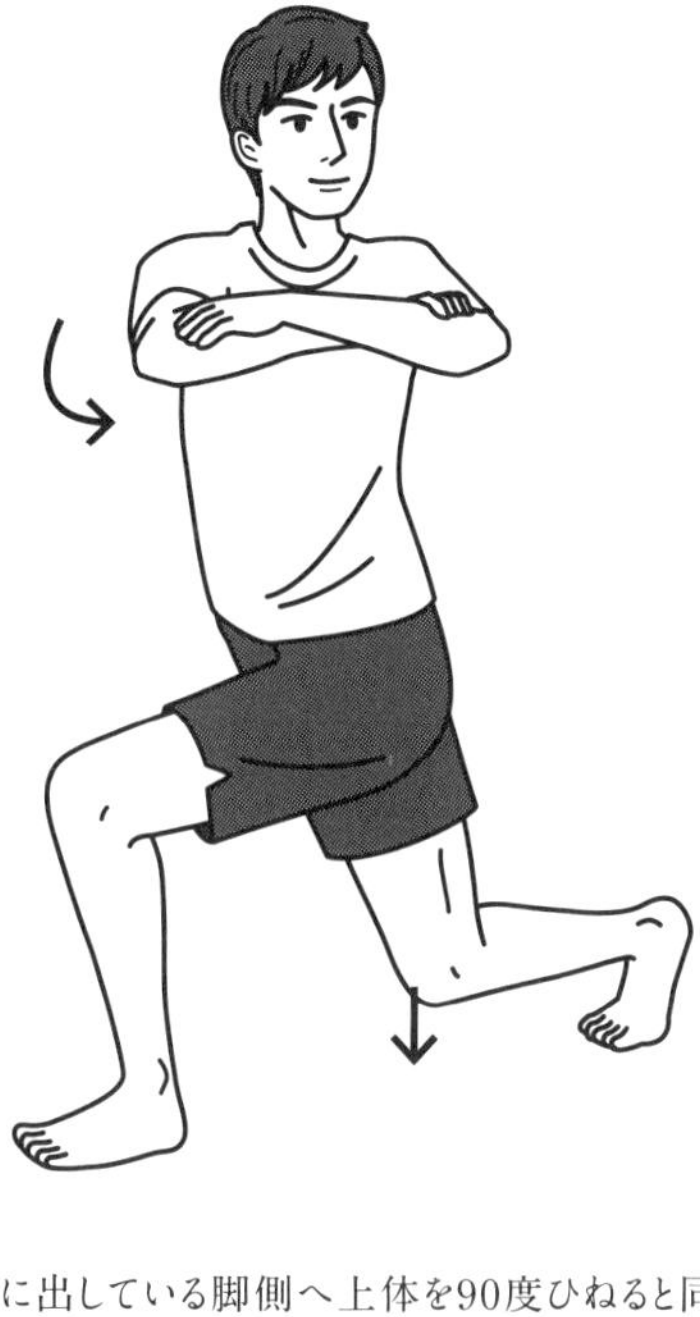

3 前に出している脚側へ上体を90度ひねると同時に、ひざが床につかないすれすれまで体を落とす

実施の目安 左右それぞれ10～15回／1セット

1 助走期：2セット／週4～5回　2 変化期：2～3セット／1日おき
3 進化期：3セット／週2～4回　4 維持期：3～4セット／週2回程度

ニーホールドランジ

リズミカルに動作しながら、体の軸を作り、バランス力をアップさせるメニュー。下腹も刺激できる全身運動です。

ポイント

・最初の姿勢でバランスが取りにくい場合は、左ひざを軽く曲げ、重心を低くしてバランスを取りましょう。

・お尻が後ろに落ち、背中が丸まらないように注意しましょう。

やり方　ニーホールドランジ

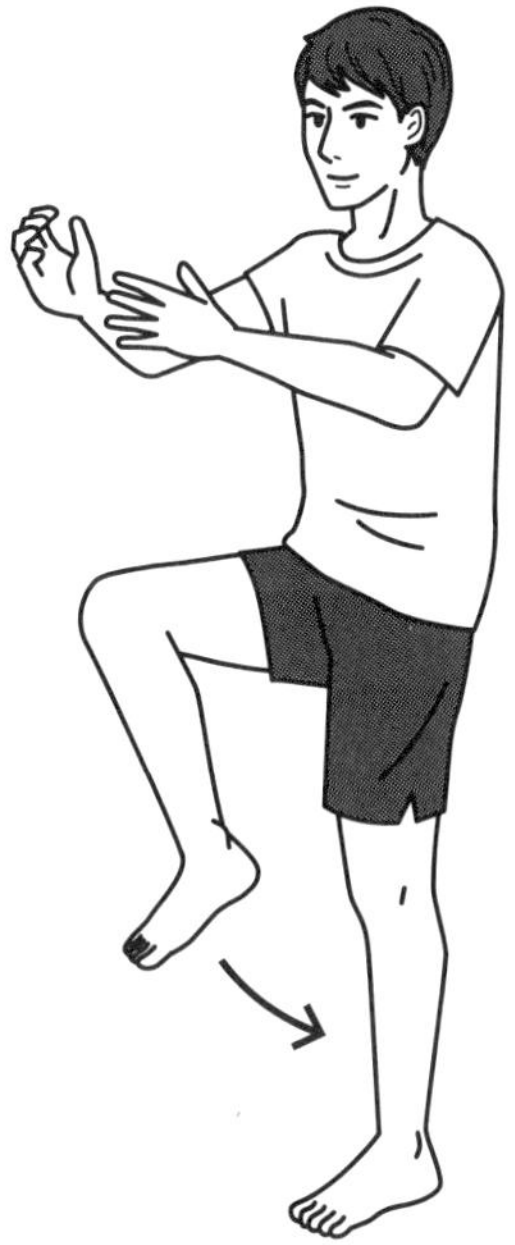

2 勢いを使わずに、ゆっくりと抱えていた右脚を真後ろへ伸ばし、体を沈める

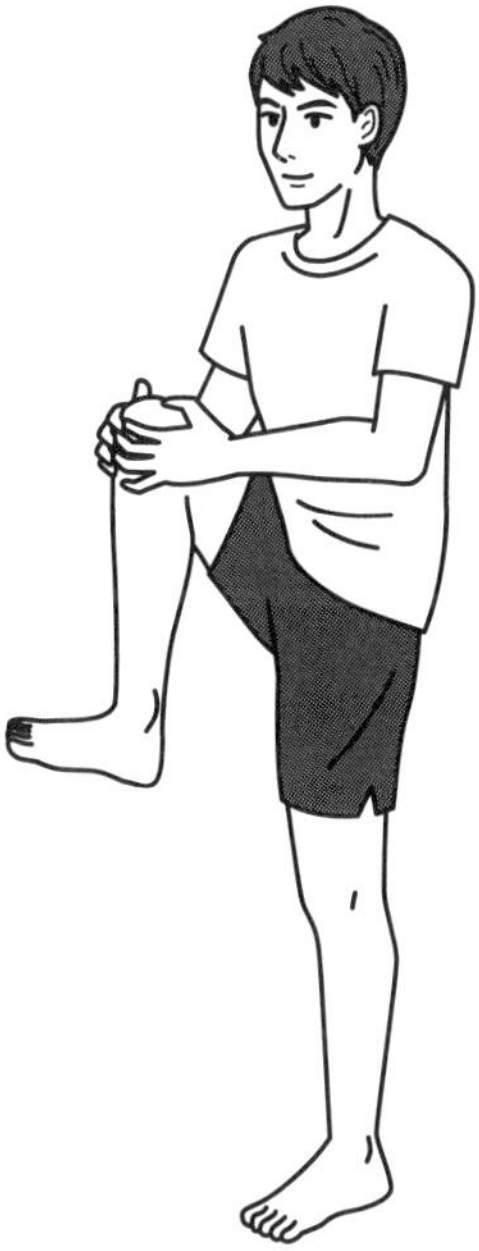

1 背すじを伸ばし、姿勢を整えたら右のひざを抱える

ターゲット　体幹、太もも、二の腕　など

やり方 ニーホールドランジ

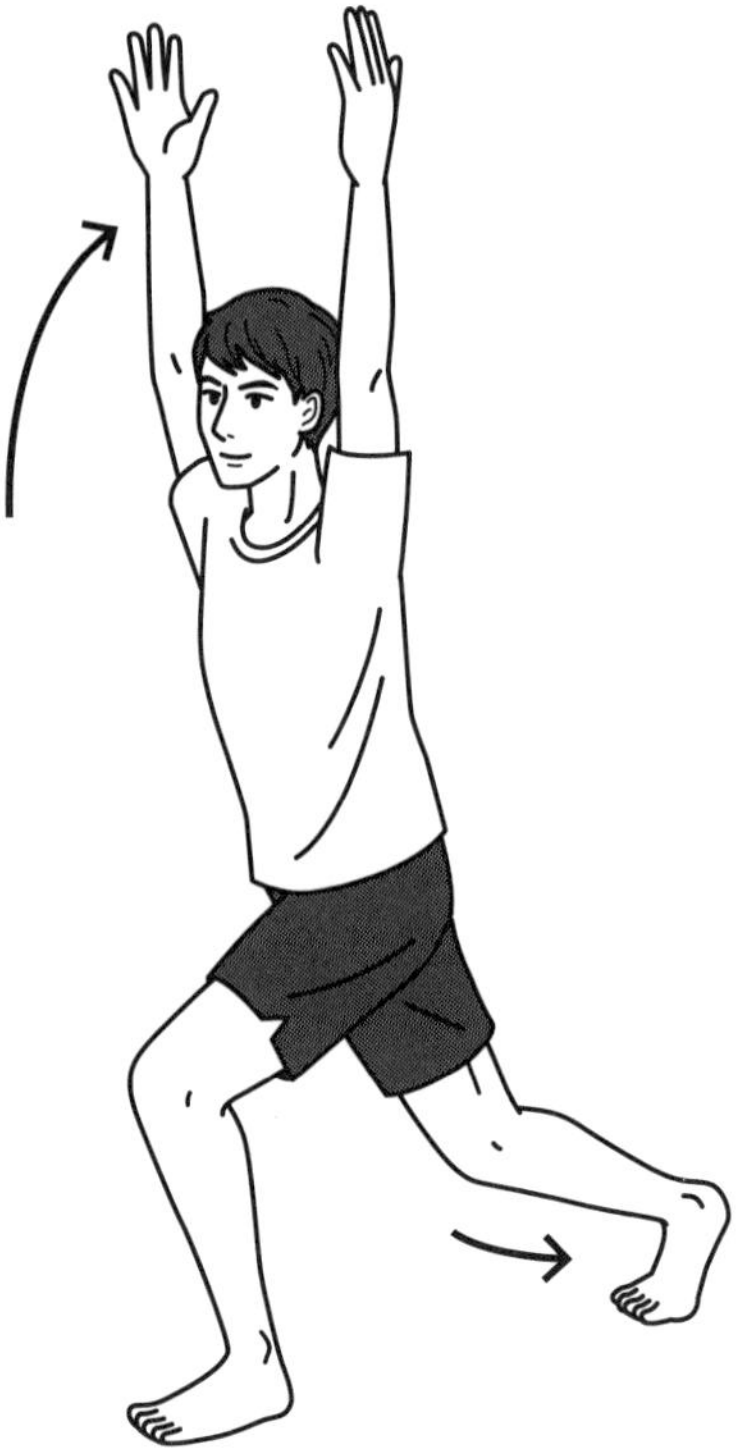

3 左ひざが90度曲がるまで、右脚を遠くの床にゆっくりと下ろし、両手は上に伸ばす

やり方　ニーホールドランジ

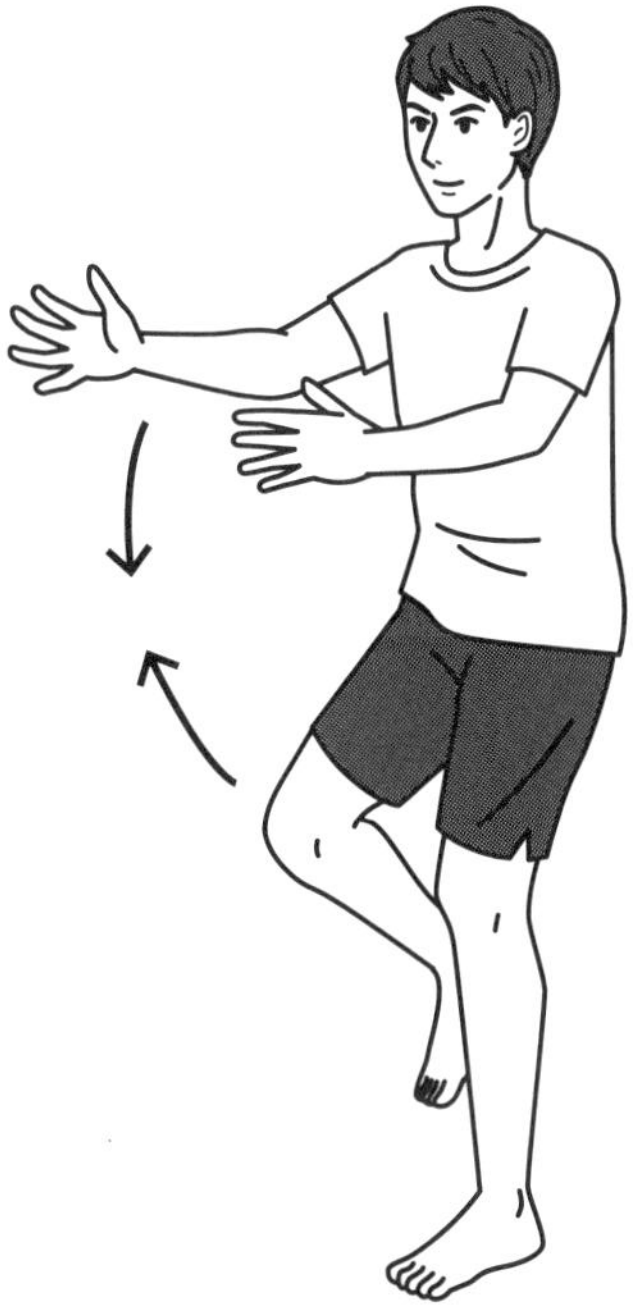

4 一呼吸置いたら最初の姿勢に戻る。この動作を繰り返し、反対側も同様に行う

実施の目安　左右それぞれ10～15回／1セット

1 助走期：2セット／週4～5回　2 変化期：2～3セット／1日おき
3 進化期：3セット／週2～4回　4 維持期：3～4セット／週2回程度

シングルスクワット

下半身だけでなく、お腹回りの体幹の筋肉にも強い刺激を与えるチャレンジメニュー。そのため、筋トレ効果は抜群。ふつうのスクワットではもの足りないと感じている方は、「自宅でもここまで下半身を鍛えることができる」という達成感を得られます。

ポイント

・けっして無理はせず、まずは左右3回ずつの達成を目指しましょう。

・勢いや反動をつけて行うと、転倒してケガの元となるので注意しましょう。

やり方　シングルスクワット

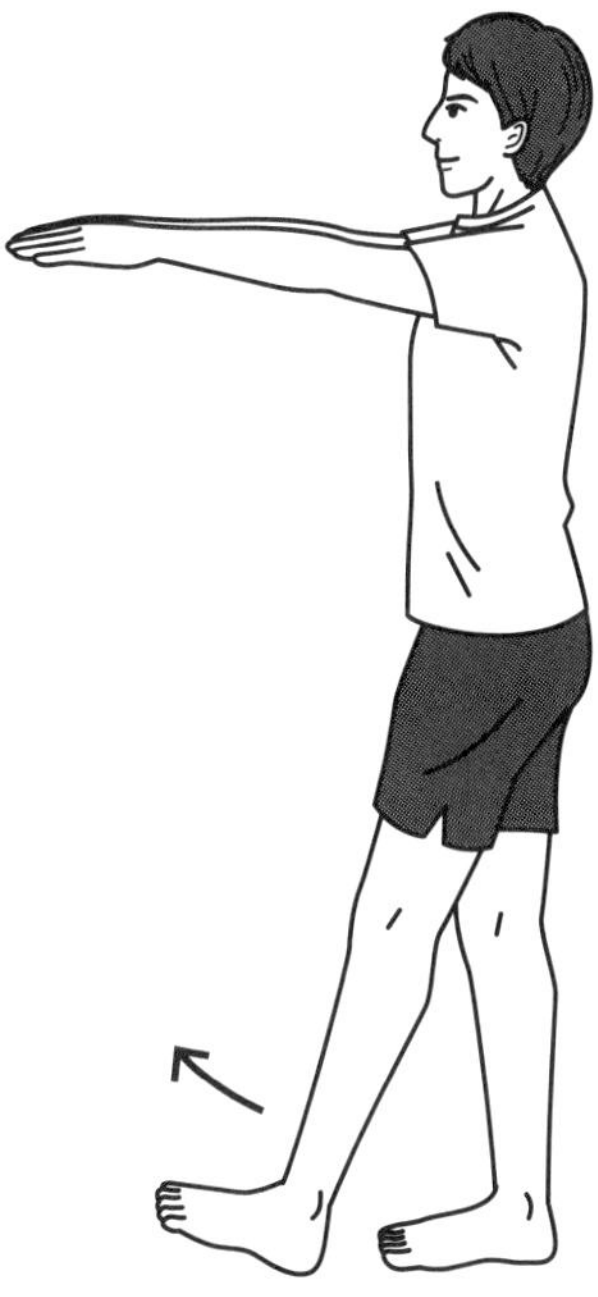

1 背中を伸ばした直立姿勢から、片脚をまっすぐ前方に伸ばす。両手を前方に伸ばすと、バランスを取りやすい

ターゲット　大腿四頭筋、大臀筋　など

やり方 シングルスクワット

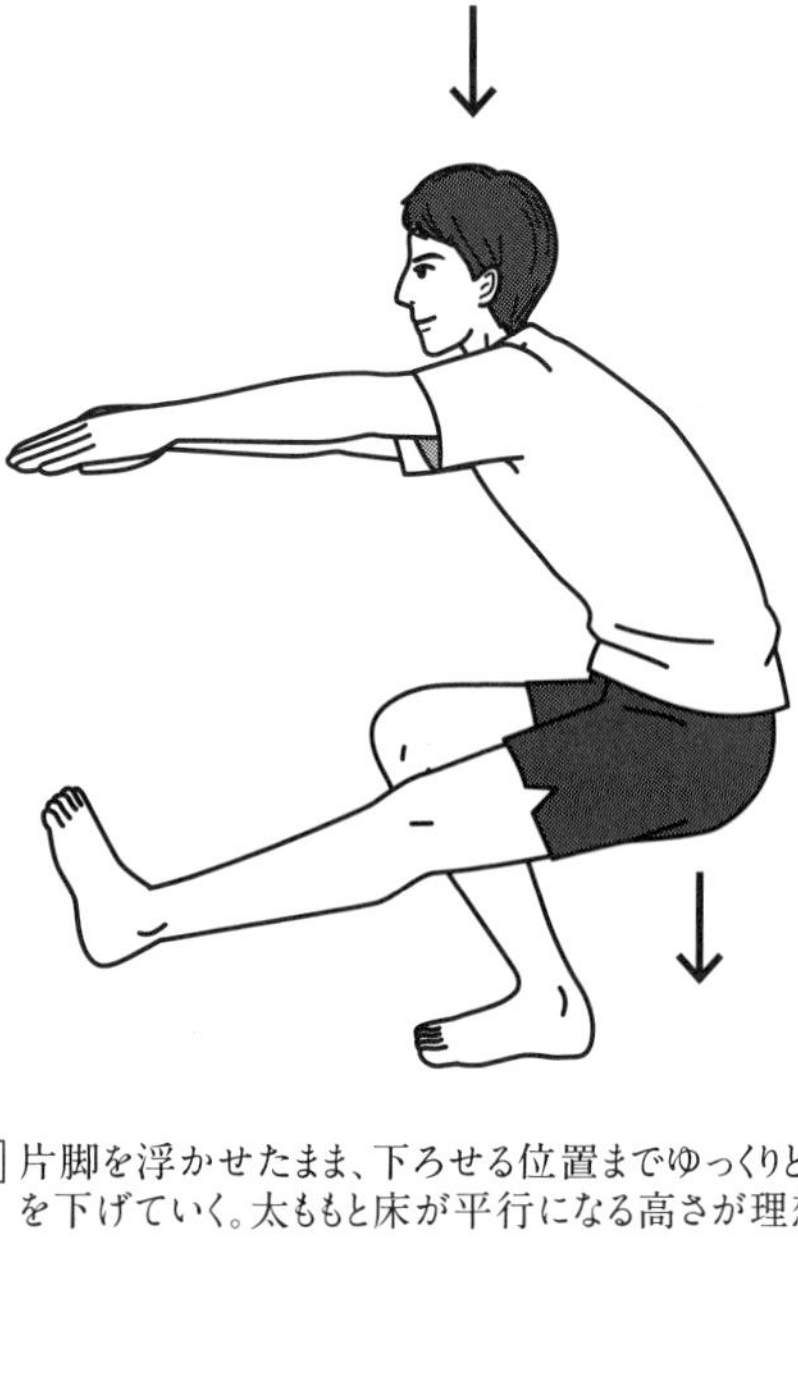

2 片脚を浮かせたまま、下ろせる位置までゆっくりと重心を下げていく。太ももと床が平行になる高さが理想

やり方　シングルスクワット

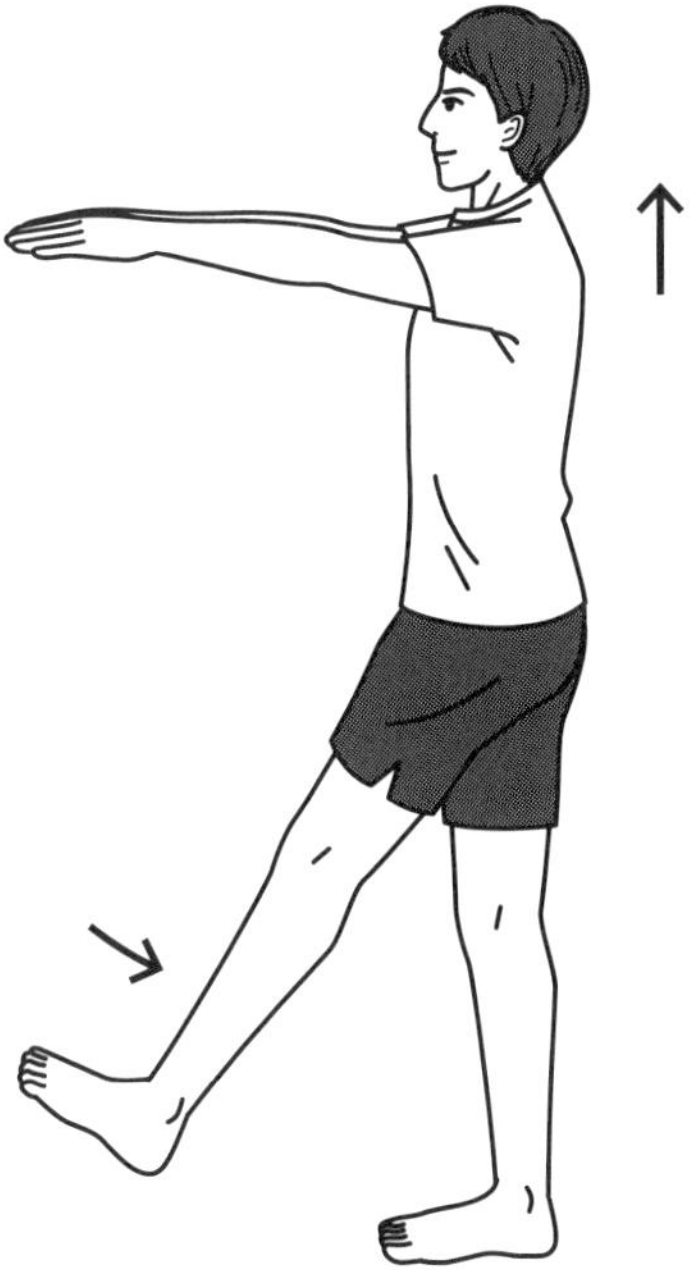

3 その体勢で少しのあいだ停止したあと、最初の体勢に戻す。
難しければ、壁に手を添えたり、椅子を用いたりしてもよい

実施の目安　左右入れ替えて合わせて10回／1セット

1 助走期：2セット／週4〜5回　2 変化期：2〜3セット／1日おき
3 進化期：3セット／週2〜4回　4 維持期：3〜4セット／週2回程度

ニーツーエルボー

道具なしで、リズムよくお腹を鍛えられるエクササイズ。立った状態で腹筋運動ができるので、場所も選びません。上体をひねってわき腹を刺激する動作や脚をひき上げる動作で、下腹のひき締めにも効果的です。

ポイント

・ひじと反対側のひざがつくように、ウエストをしっかりひねりましょう。
・1回1回の動作ごとに、上体を一度しっかりと伸ばすことが大切です。
・だらだらとした緩慢な動作にならないように、リズミカルに行いましょう。

やり方　ニーツーエルボー

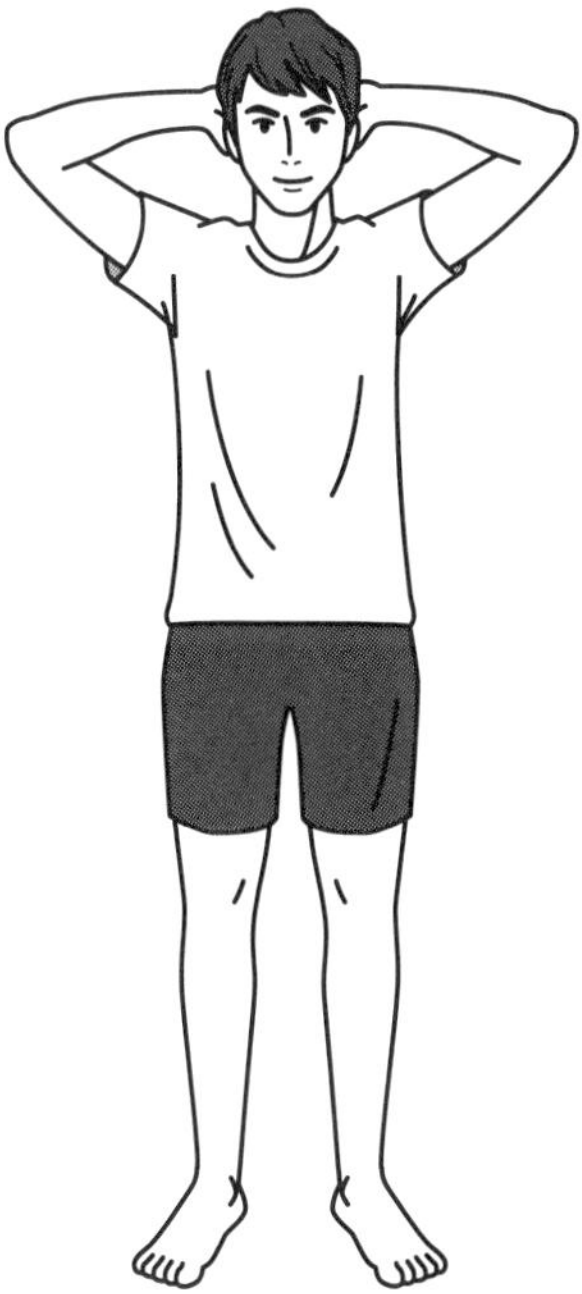

1 肩幅に脚を開き、背すじを伸ばしてまっすぐに立つ。両手は頭の後ろで組む

ターゲット　腹斜筋、大腿四頭筋

やり方 ニーツーエルボー

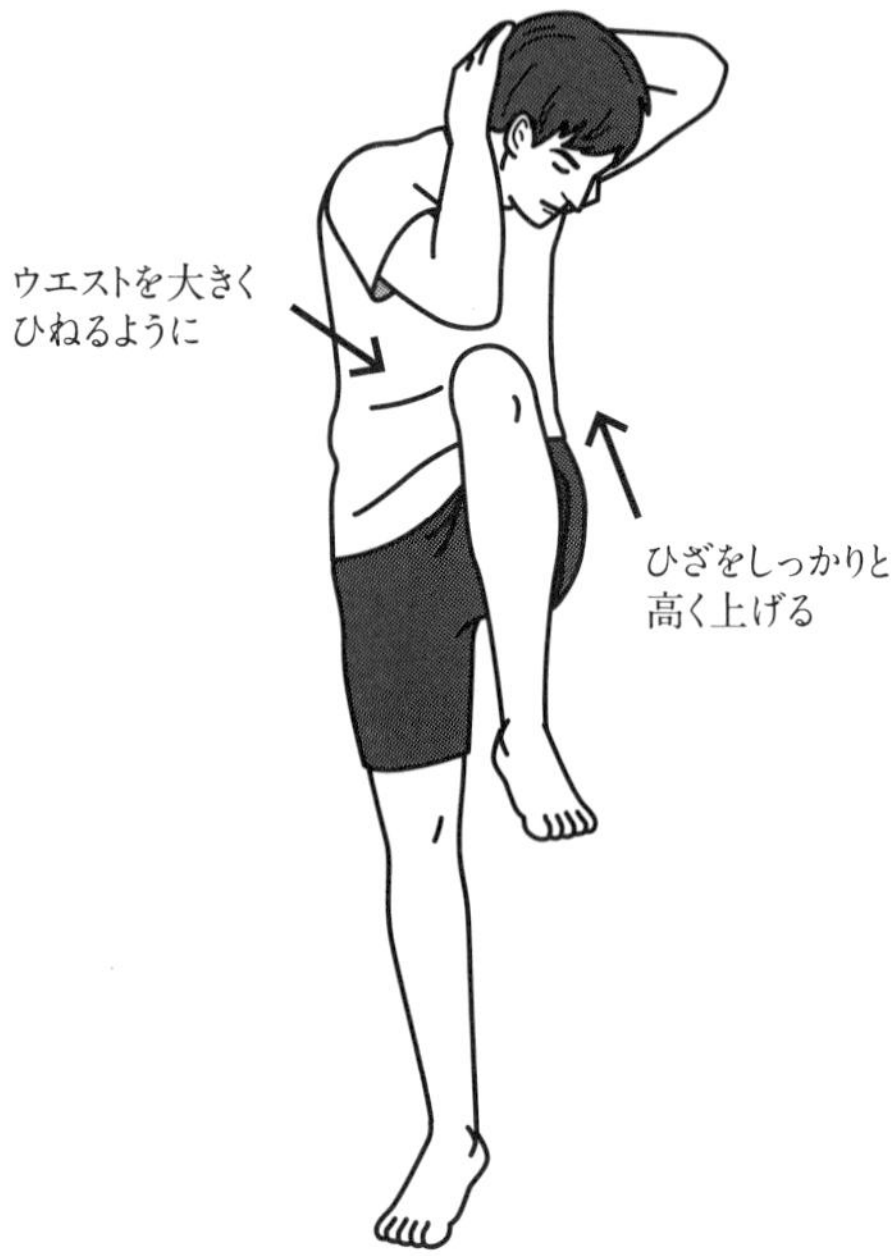
ウエストを大きく
ひねるように
ひざをしっかりと
高く上げる

2 ひじと反対のひざを体の前で
ひき寄せる

やり方　ニーツーエルボー

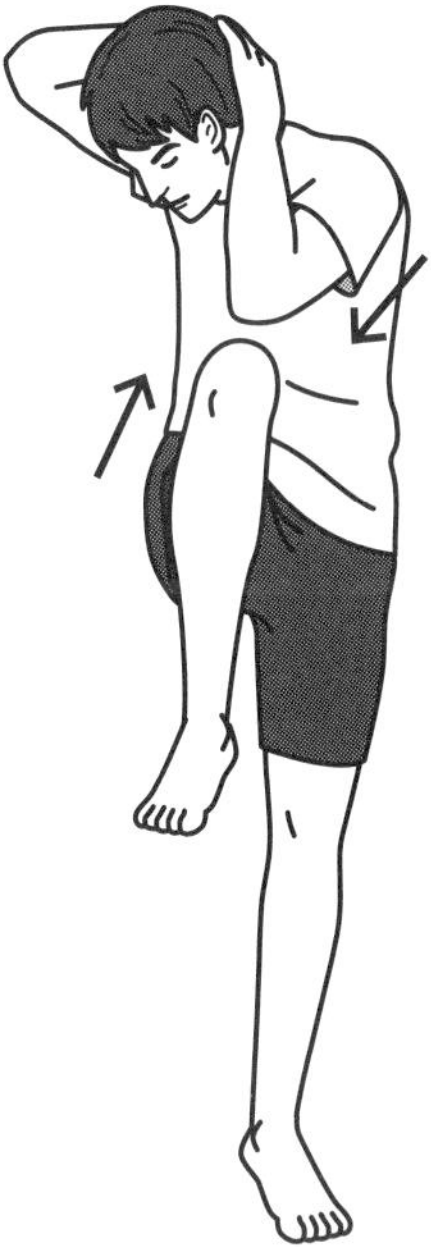

3 一度元の状態に戻ってから、
反対側も同様に動作する

実施の目安　左右交互に10回／1セット

1 助走期：2セット／週4〜5回　**2** 変化期：2〜3セット／1日おき
3 進化期：3セット／週2〜4回　**4** 維持期：3〜4セット／週2回程度

トレーニング・栄養・休養のサイクルを上手に回す

「筋トレをする人に食事制限の必要はない」

これが、私がトレーニングの指導をする際の考え方です。私自身、食事制限はしていません。ドカ食いはしませんが、基本的に好きなものを食べてしっかりトレーニングを行っています。

もちろん、これまで長年トレーニングを積み上げて代謝の高い体を作り上げているので食事制限が必要ない、という部分はあります。

ですが、基本的に一般の方もコンスタントにトレーニングさえしていれば食事制限をする必要はありません。

とはいえ、食事について少し意識をすれば、さらに筋トレの効率を高めることができるのは確かです。

具体的には、基本は〝余分な〟炭水化物の量を抑えつつ、筋肉の強化に有効な乳製品や赤身の肉、大豆食品などの良質なたんぱく質を優先する食事を取るようにすることです。

炭水化物はうどんよりもそば、白米よりも玄米というように、血糖値が上がりにくい、GI値の低いものを選ぶのもポイントです。

また、食事のタイミングについては「筋トレのあとに食事」が理想ですが、それが難しい場合は、「食後しばらくしてから筋トレ」でも問題ありません。

とくに「今日は時間もあるしがんばりたい！」と思っている日には、筋トレの2時間前までにそばや餅、全粒粉を使ったパンなど、消化吸収の遅い炭水化物を取るようにすることをおすすめします。

中華料理やファストフードなど脂質の多いものを食べたければ、筋トレの4時間前までに食べること。脂質の多い食事を取ると、一酸化窒素の働きによって筋肉に送り込まれる血液の量が少なくなり、筋トレの効果が低下してしまいます。

いずれにせよ、トレーニングにはエネルギーを使うので、完全に空腹の状態で行うのは控えましょう。エネルギーが枯渇している状態だと、体が筋肉を分解してそれをエネルギー源に体を動かすこともあります。それでは、しっかりトレーニングができないばかりか、まったくの逆効果です。胃で食べものが消化されて血液中にエネルギーがある、感覚的には「少しお腹がすいた」状態が最適と覚えておいてください。

次は、筋トレ後の食事のタイミングです。とくにトレーニング直後の30分間は、ゴールデンタイムと呼ばれる大事な時間。このタイミングで適切に栄養が補給できると、筋肉の成長を促すことできるとともに、疲労回復も促進してくれます。ふつうに食事ができるのであればもちろん問題ありませんが、もし「運動直後であまり食欲がわかない」というのであれば、プロテインやアミノ酸入りのスポーツドリンクやサプリメントが取りやすいと思います。またたんぱく質を多く含んだ豆腐、牛乳やチーズなどの乳製品も効果的です。

また、飲み物は糖分たっぷりのスポーツドリンクよりも、紅茶やウーロン茶がおすすめです。これらは異化ホルモン（筋肉を分解してしまう作用）のレベルをコントロールし、飲むと筋肉の成長に役立つとされています。

ただし、スポーツ科学の世界は日進月歩。「トレーニング後の栄養補給は30分以内ではなくてもよい」という意見や「いつでも効果がある」という研究結果もあるのが事実です。

いずれにせよ、栄養補給を忘れることは、トレーニング効果を無にする行為であるのは間違いありません。せっかく行ったトレーニングです。それを無駄にしないためにも、トレーニング後に栄養を取ることは忘れずに。

トレーニングは、本質的な意味としては、筋肉を強くするためにやるもの。その後に栄養摂取、休養期間が必要になります。

その基本サイクルがかみ合わないと、筋肉を強くすることはできません。一般の人を指導していてよくあるのが、そのサイクルをまったく考えない人です。

また、「効果を早く感じたいから」といってがんばりすぎてしまうケースもとても多く見受けられます。確かに筋肉に刺激を与えないと効果が出ることはありませんが、人間は機械ではありません。

トレーニングで強い刺激を与えたからといって、かならずしも効果が出るとは限らないのです。

筋肉が疲労したボロボロの状態でトレーニングをすると、さらに疲労が進んで、もっと悪い状態に。その状態でまたトレーニングをして……、と悪いサイクルに陥るばかりか、間違いなくケガをすることになります。

このように自分を追い込みがちな人には「たまには短いオフを作ってみたら」とアドバイスをすることもあります。オフのあいだにはトレーニングのことを忘れて、ほんとうに好きなものを食べるのもよいと思います。スイーツでも、ジャンクフードでも食べて構いません。

ただし、これはトレーニングをしすぎている人だからこそ。私も食事に関しては一切我慢していません。ジャンクフードも時々食べています。追い込みがちな人にとっては、息抜きもトレーニングの一環と考えましょう。正攻法だけを求めるのではなく、そういった休息も必要だと私は考えています。

しっかりとトレーニングを行い、代謝の高い体を手に入れていれば、多少の摂取カロリーについては気にしなくてもよくなります。また何時以降に食べないようにする、なんてことも気にする必要もありません。自分の体をしっかり作れていれば、楽しい飲み会だって断らなくてもOK。行動を極端に制限すること自体がストレスになります。自由に食べて、自由に行動する。トレーニングをすることは、そんな自由を手に入れることでもあるのです。

その一方で、まったくトレーニングをしていないのにプロテイン（栄養補給）のことばかり聞く人もいます。「おすすめのプロテインはありますか？」「新しいプロテインを見つけたのですが、これは効果がありますか?」など、研究熱心なのはよいと思いますが、目標はプロテインに詳しくなることではないはずです。トレーニング、栄養補給、休養。このサイクルのどれが欠けても、筋肉は強くなりません。まずはしっかりとトレーニングを続けること。そしてそれが好きになっていけば、このサイクルも回しやすくなるでしょう。

時には自分のリミッターを外してみる

限界を超える仕事をしたあと、以前の仕事が簡単にこなせるようになった、というような明らかなレベルアップは、誰しも経験したことがあると思います。トレーニングもそれとまったく同じです。同じメニュー、同じ強度を続けていくだけでは、体が強くなっていかないばかりか、逆に退化してしまうこともあります。

私が指導しているクライアントにも、同じメニューをずっと続ける方がいます。

「このメニューを1セットやりましょう」と最初に決めるのですが、それはその人にとってがんばれば無理なくこなせる程度の内容なのです。できないメニューを紹介してても仕方がないため、その方ができるギリギリのラインのメニューを伝えています。

しかし、そのメニューはトレーニングを続けていけば、筋肉が成長して楽にこなせるものになります。ただ、ここからが問題です。その人はいつまでたってもそのメニューを続けてしまうのです。

通常は、「それまでのメニューが楽にこなせるようになったら、もう少しキツいメニューに挑戦。それができるようになったらその次」というステップが本来は必要です。

ずっと同じ内容ではラジオ体操をしているようなもので、できるとわかり切っていることを惰性のようにこなすだけ。それでは、続けていてもまったく進歩がありません。

これと似ているパターンもあります。その人は「この種目10回を2セット」とメニューを決めると、フォームをまったく気にしないで、回数をこなして、やった気分になってしまうのです。前述しましたが、筋トレで大切なのは、やった回数ではなく「筋肉に刺激を与える正しいやり方、正確なフォーム」です。

時々テレビで男性芸能人が集まり、自慢の肉体を競う番組がありますが、その中で「腕立て伏せ対決」の種目を見たことがある人も多いでしょう。反動をつけたり、首だけを動かしたり、フォームはめちゃくちゃです。

テレビ番組は「回数を競う」というショーなのでよいですが、トレーニングとしては効果はないでしょう。筋トレは本来自分のために行うことで、自分の狙った筋肉に狙った刺激が与えられないのであれば意味はないのです。

「いわれたことをとりあえずやりました」

「回数をとりあえずこなしました」

という意識であれば、いくら効率的に筋肉を鍛えられるスクワットでも、まったく意味がなくなります。

トレーニングの世界には、「オールアウト」という言葉があります。英語では「ａｌｌ　ｏｕｔ」、訳すと「疲れ切ってへとへとになること。全部出し切ること」という意味になるでしょうか。

毎回のトレーニングでしっかりとオールアウトを目指していれば、かならず体は強くなります。筋肉は与えられた刺激に対応して、確実に強くなっていくものです。私は「毎回のトレーニングで１００％ではなく、１０１％を目指してやっていきましょう」とよくクライアントにいっています。

「たった1％の上乗せでいいの？」と思うかもしれませんが、それで十分です。これを1年、2年……と積み上げていくことができれば、何もできなかった最初に比べ、かなりのトレーニングが積み上げられた状態になるでしょう。そのころには体つきもきっと劇的に変わっているはずです。

トレーニングで決まったメニューを終えても体力的にまだ余裕がある時は、101%を目指してみましょう。もちろん毎回でなくても構いません。限界を越える意識と筋肉への刺激が、殻を破ることにつながるのです。

回数という数値にこだわるのではなく、自分の「やり切った」という感覚を大切にしてください。

第四章

筋トレに効く体によい食事術

食事から入ると食欲に負けてばかりで負け癖がつく

食事を楽しみにしている人も多いと思います。食事は、人間が生活していくうえで大切なもののひとつ。私も食べるのは好きです。ただ最近その食事に関して極端な行動に走る人も見受けられます。たとえば糖質制限です。

「お米は一粒も食べません」

「甘いものは一切口にしないことにしています」

効果はあるかもしれません。でもやはりそれは一時的なものですし、それゆえに挫折しやすいもの。一生続けていけないわけです。だって楽しみである食事を犠牲にしているからです。

私がパーソナルでトレーニングのメニューを作る時は、その人が絶対にできないメニューは設定しないようにしています。いくらやった分だけ成果が出るといっても、目の前にそそり立つ壁が高すぎたらやる気を失ってしまいます。
だから私は高い壁ではなく、階段を一歩一歩上がっていくようなメニュー設定を心がけています。それを着実に上ることで頂上に近づけるのです。無理のないプランを立てて提供するのです。

あなたがしている仕事を想像してみてください。あるプロジェクトを立ち上げてそれを成功させる、という目標があった時、その目標に向けてしっかりと計画を立てると思います。いきなり無理な目標を立てますか？　そうではないはずです。得たい成果から逆算して、この時期にはここまで、この時期になったらここまできているだろう、と成功するという前提でタスクを考えているはずです。トレーニングもまったく同じです。

普段は仕事をバリバリこなしているエリートの方が、プライベートのトレーニングになるとどうしてできなくなるのか。不思議に思いますが、そういう無理なことをする人がほんとうにいらっしゃいます。

本書をお読みの方は30～40代の方も多いと思います。その経験から無計画なプロジェクトが成功しないのは、身をもって体験してきたはずです。しかも今、相対しているのは自分の体。「なるべく早く効果が欲しい」という気持ちはわかりますが、ギャンブルのように一発逆転、明日には体ができ上がっている、なんてことはありえないのです。

歴史的に見ても強者は勝つ戦いしかしません。負ける人ほどギャンブル的な、一か八かの戦いを仕掛けて、その結果負けることが多いものです。しかも、負け続けることで「自分はダメな人間なんだ」というセルフイメージを強めて、さらに負けやすくなる、負のスパイラルに陥ることにもなります。

食事制限などで体作りがなんとかなる、とは思わずに、正々堂々、当たり前の正攻法で勝ち戦《いくさ》を目指しましょう。

「体重を減らさなければいけない」「食べてはいけない」など、「○○せねばならない」という制限を設ける。こんな具合に何かを削ったり、我慢したりすることを私は「引き算思考」と名づけています。

おそらく、大多数の日本人が無意識に行っている引き算思考に基づいてトレーニングをするのは、はっきりいって間違いです。それどころか、恐ろしいリスクまで抱え込んでしまっていると思います。

さまざまな楽しみを削って自分の体を変えていくのは精神的な苦痛が多く、よほど意志の強い人でない限り、続けることは難しいです。途中で挫折して結果が出ないならまだマシかもしれません。引き算思考はリバウンドを誘発し、トレーニング前よりも体重が増えたり、体がゆるんでしまう可能性すらあるのです。

体重や体形が目に見えるリスクだとしたら、トレーニングには目に見えないリスクもあります。人間は何度も同じ失敗を繰り返すと、どんどん自分に自信が持てなくなっていきます。何度も三日坊主に終わった経験は自分への不信感として潜在意識にかなり深く根づいてしまい、次第に自分が嫌いになってしまうのです。

たとえば、あなたの周りでダイエットを繰り返している人を思い浮かべてみてください。その人たちはバイタリティにあふれて何ごとにも積極的なタイプでしょうか。仕事ができ、女性にもモテるタイプですか。けっしてそんなことはないはず。むしろ逆のタイプではないでしょうか。

ダイエット業界は別名「ニーズのなくならない挫折ビジネス」といわれています。一時的に効果があっても、長い目で見れば最終的には思い通りにいかず、事態を悪化させるリスクもはらんでいます。だからこその挫折ビジネス。うまくいってしまえばビジネスにはならないのです。その結果、挫折を積み重ねて失敗経験だらけの人を作り上げることに貢献しているのです。

この負のスパイラルにはまり込んでしまった人はダイエットに限らず、何事にも結果を出せない人になってしまうのです。

一方、私が提唱しているトレーニング方法は、毎日の変化にワクワクしながら、なりたい自分に変身できる「足し算思考」をベースにしたメソッドです。食事制限など必要ありません。私が開発した「時間効果の高い」トレーニングメニューを続けるだけ。まずは5分から始めてみても問題ありません。

筋トレは自分の力で自分を変えていく行動です。自分の力で自分が変えられることに気がつくと、最高の喜びと充実感が味わえるのです。

自分の力によって、毎日少しずつでも体に変化を生じさせることができれば、それは小さな成功体験になります。それを繰り返しましょう。潜在意識はきっとプラスに向いていくはずです。その結果、自分を信じることができるようになっていき、自分自身が確立できるようになる。そして、その自信は新たな行動への原動力につながっていきます。

今までのトレーニングでは、成功するまでの過程が苦痛の連続。続かないと負け癖のリスクまでついていきます。しかし、足し算思考は、小さな成功体験を積み重ねるだけなので、ある意味では失敗しない方法。ここが従来の引き算思考に基づいた単なる筋トレとは大きく異なるポイントなのです。

モチベーションを維持するにはまず筋トレを続ける

あなたはいったい何のために筋トレをするのでしょうか。筋トレに挑戦するほとんどの人は、痩せてカッコよくなりたいという外見的な変化を求めているはずです。もちろん悪いことではありません。しかしここでもう一歩、その先を考えてみてください。外見的にカッコよくなったら、気持ちはどう変化しますか？ひき締まったボディを手に入れて、周りの人の自分を見る目が違ってくる、そんな光景を想像してみてください。どんな感じがするでしょうか。

……ワクワクして楽しくなってきませんか。そんな気持ちになれるなら、何ごとにも積極的にチャレンジでき、充実した毎日が送れそうな気がしませんか？

最初の目標は外見的な変化かもしれません。しかし、よく考えてみると筋トレを始めたのは一時的に痩せることでも、メニューのセット数を増やすことが目的でもないでしょう。最終的には、自分自身を変化させて、今よりも向上していくためです。つまり「理想のボディを手に入れて、自分が目指している理想の自分に近づくこと」。これが多くの人が筋トレに惹かれる真の目的なのです。

人間は潜在意識レベルで幸せを求める生き物です。よりよい人生を生きるために生まれてきています。つらい、苦しいと思うことは、幸せにつながりません。人は潜在意識に逆らって、何かを成し遂げることはできません。

自分で主体的に行動を起こすことで、体だけではなく内面＝心も輝かせることができるのが、私のトレーニングに込めた想いです。理想の体を目指して、毎日自分を向上しているという成長実感を持ち、充実した毎日をすごす。

楽しいことをとにかく我慢し、やりたいことも削りながら体重も落としていく。そんな〝引き算〟の考え方よりも、筋トレを通じて充実感をプラスしていく足し算思考に自分を変える。この思考の転換こそ、あなたが理想の体へと近づいていく第一歩になるのです。

必要なもののほとんどを簡単に手に入れられる。こんな豊かな時代に生きる私たちは、それゆえに満足感を得にくくなっていると思います。

だからこそ満足感を得るためには、しつこく「ほんとうはどうなりたいのか」と自分に問いかけ、ほんとうの望みを知って、ほんとうの自分を見つけなければなりません。そこまで自分を見つめないと、満足を得ることができないのです。

自分を見つめるということは、自分に正直になる、自分らしさを貫くということでもあります。そうやって見つけたことだけが、ほんとうに価値ある目標になり、達成した時に自己実現につながるのです。

しかし自分らしさを探求し、具体化し、表現し続けることは難しい課題でもあります。価値観も人間関係も複雑化した現代社会で自分らしさを貫くのは、勇気も必要になります。そして前提として「周りに迎合する安易な道を選ばない」という、強い意志を求められます。

今まで安易な道を選んできた人に、いきなりこんなことをいってもハードルが高すぎるでしょう。しかし、そんな人でも「自分らしさ」の重要性を認識できれば、今からでもいくらでも軌道修正ができます。遅すぎることは絶対にありません。「安易な道を選ばない」とは、「世の中に流されず、自分の意志で行動する」ということ。そして、自分の意志で行動するためのきっかけ作りになるのが、自分で自分の体をコントロールできる筋トレなのです。

本書で紹介するメニューで筋トレをすれば、自分らしく生きることの重要性、素晴らしさを見出すことができます。等身大の自分の体と心を磨く。替えの利くものがない真の喜びが待っています。

好物は我慢せずトレーニングをがんばったご褒美と考える

コンスタントにトレーニングを続けられるようになっても、ある日ふと「今日はめんどうくさいな」と気持ちが途切れそうになることが誰にもあります。そんな時には「目の前の人参」ではありませんが、がんばった自分にご褒美をあげるようにすると、自分の気持ちにスイッチを入れることができるでしょう。「筋トレ後には焼き鳥をつまみにビール」とか「あのお店のスイーツを食べる」というように、日ごろはちょっと控えめにしていたものを開放するくらいのほうがやる気が出るものです。私がすすめるトレーニングは、「食事を我慢しないで好きなものを食べる」ものなので、これくらいは問題ありません。「筋トレはつらい」という心理的なハードルを乗り越えることが目的なので、思い切って達成感を演出していきましょう。

そもそも筋トレははっきりと効果が現れるまでに時間がかかるもの。最後に理想の体形を手に入れてしまえば大きな達成感を得ることができます。しかしその過程では漠然と、しかも淡々と筋トレをすることになり、「やっぱり筋トレはつまらない」となってしまいがちです。そこで最終的に到達したい大きな目標を想像するだけではなく、その過程を細かく分けて、すぐに達成感を得られる目標も細かく設定しておくというわけです。

とはいえ、ご褒美になんて子供だましに惑わされない、なんて人もいるでしょう。それならこういう考えはいかがでしょうか？　私はよく「筋トレで理想の体形を手に入れること」を「大きなビジネスプロジェクト」にたとえることがあります。大きなプロジェクトを任されたなら、なんとなく考えもなしにやってみようとは思わないはず。

全体のプロセスを通して、1カ月、1週間、1日と細かく区切ることによって、初めて大きな成功を得ることができるのです。筋トレもこれと同じ。細かいステップに分けることが大きな目標の達成につながるのです。

たとえば、3カ月後に「スッキリとお腹を凹ませたい」と思ったら、1週間後に「ちょっとお腹がひき締まってきた感覚を味わうこと」を目標にすること。そうすると、小さな目標に到達するたびに達成感を得られるわけです。なりたい自分を目指すことは大切ですが、その前に一歩ずつ「なれる自分になっていく」喜びをご褒美として味わってみてください。

たんぱく質は「食いだめ」できない

筋トレをすると、わかりやすくいえば一度筋繊維が破壊されて、それが回復することで筋肉は強くなります。この回復の過程で必要な分だけ筋肉に栄養補給をしてあげる。そのために効率的なもの、それがプロテインなのです。

プロテインに対して間違った認識の人もかなり多いと思います。「あれってボディビルダーが飲むものでしょう」と聞いてくる人もいますが、それは間違い。欧米だと一般家庭で主婦が家族に対してプロテインを飲ませていることもあります。プロテインを飲んだからといって、自動的にムキムキになるわけではありません。

それは、低脂肪高たんぱくという優れた栄養補助食品だからです。栄養摂取の観点からいえば、ふつうの食事と変わらないのです。

ただし、トレーニングをしていてもプロテインの飲みすぎはよくありません。ビタミンであれば、吸収できる以上のものを摂取しても尿として排出されます。しかし、プロテインは高純度のたんぱく質。分解を担当する肝臓や腎臓にかかる負担が普段よりも大きくなってしまい、内臓疲労をひき起こしてしまう可能性があるのです。

もちろんプロテインを使わなくても問題ありません。基本的には毎食たんぱく源になるようなものを取ることをおすすめしています。野菜にもたんぱく質は含まれているのでそれでもＯＫですが、人間は雑食の動物なので、動物性たんぱく質のほうがよく吸収されます。

また、いつもの食事に加えてプロテインを取る際にも注意が必要です。単体では優れた食品ですが、併せて取ってしまうとウエイトオーバーになる可能性もあります。食事でたんぱく質が足りている場合は、プラスしてプロテインを取る必要はないでしょう。

筋肉がついてくると「維持したい」「もっとつけたい」欲が出てくる

「筋トレのおかげで体がひき締まってきた」という実感は、モチベーションを維持するための大切な要素です。職場の同僚、もしくはあなたの家族から「最近、雰囲気変わったね」「何かスポーツをやってるの？」などの言葉をかけてもらえるようになれば、もうしめたもの。さらにやる気がみなぎって、トレーニングにも熱が入ることでしょう。

ここでいいたいのは、こういう成功体験、喜びを得ることこそが、目標を達成するために必要な要素である、ということです。

話が変わりますが、私はスポーツ観戦が好きで、とくに甲子園や高校サッカー、ラグビーの大学選手権などアマチュアスポーツをよく観ています。

彼らを見ていると、プロを目指しているレベルを除いて、一部のアマチュアの選手たちは、何をモチベーションにプレーしているのか、気になることがあります。プロを目指していないので、もちろん、お金のためにやっているわけではありません。健康のため？　それも違うでしょう。

おそらく彼らは自分で決めた目標や、仲間たちと共有した夢を掲げて、その過程で出てくる壁を越えることの喜びを知っているのです。最初はいろいろな目的があって、そのスポーツをすることになったのかもしれません。でも小さな成功体験を積み重ねていくうちに、より大きな壁を越えることを楽しめるようになっていったのでしょう。日々努力することを楽しんでいるということです。

私はトレーニングもそれに近いと考えています。日々のトレーニングを通じて限界が少しずつ広がっていきます。体も心もやればやるほど強くなっていき、どんどん「その先」を見たいと思うようになっていくはず。すでにこの時点で、自信はあなたの手の中です。さらに続けていくことで、ボディメイクの成功を確信できるまでになっていくでしょう。

この確信は最終的に結果を得るからもたらされるのではなく、プロセスの中にあるのです。道の途中であっても充実した生活の中にあれば、確信に満ちた非常に前向きなものになっていきます。

栄養価の低いものは自然と敬遠するようになる

あくまで自分の経験、そしてクライアントを指導してきた経験談ですが、トレーニングを行って体ができ上がってくると、体が欲する食べものを求めるようになります。その食べものはかなり健康的で、高たんぱくなものが多いような気がしています。

私のトレーニングプログラムでは基本的に食事制限はしない、と何度も語っていますが、食事制限が〝不要になっていく〟というのが正しいのかもしれません。

トレーニング期間中にはたんぱく質を中心とした食事が必要ではありますが、何ごともバランスは大切。基本的なことですが、筋肉を強く大きくしていくためには、栄養素を過不足なく取ることが重要です。そのためには、食事を次の5つに分類して、バランスよく摂取していきましょう。

1. 主食（筋肉を動かすエネルギー：ご飯、パン・麺類などの小麦粉製品）
2. 主菜（筋肉や骨などの材料となる：肉、魚、卵、大豆など）
3. 副菜（体調を整えたり、骨や血液の材料となる：野菜、海藻類など）
4. 牛乳・乳製品（骨や歯を形成する）
5. 果物（疲労回復に役立つ）

バランスを整えるのはなかなか大変ですが、ひとつのものに偏らないようにすることが大切です。とくに以下の栄養素を意識的に取ると効果的です。

●炭水化物

もちろん筋トレにおいてもですが、そのほかのスポーツにおいてもエネルギー源として大切な栄養素。摂取して消化されると「糖質」になります。近ごろこれを制限するダイエットが流行していますが、これが不足すると、代わりに体内のたんぱく質や脂肪が分解されエネルギーとして使われます。取りすぎると、体脂肪として蓄積される可能性もあります。

●たんぱく質

体を構成する筋肉・骨・血液などの主成分となる物質です。たくさんのアミノ酸が集まって構成されているのが特徴です。うまく摂取しないと、「筋肉がつきにくい」「貧血などになる」可能性があります。

プロテインなどのサプリメントで補うことができますが、取りすぎると体脂肪として蓄積されることもあります。目安としては、体重1gあたり、1.2~2.0g程度が必要といわれています(体重60kgの人は72g~120g)。摂取しすぎた分はエネルギーとして使われたりもしますが、多くの場合、脂肪として体内に蓄積されることになります。このことからプロテインは太る、という誤解を生むこともあります。

●脂質

長時間の運動で効率のよいエネルギー源。脂溶性ビタミンの吸収を助けることもあります。取りすぎると体脂肪として蓄積されることばかりに目がいきがちですが、1gで9キロカロリーある優れたエネルギー源であることを忘れずに。肉・魚類、ナッツやごまなどにも多く含まれています。

●ビタミン

体調を整えるのに欠かせない大切な栄養素です。たんぱく質、炭水化物、脂質がガソリンだとすれば、ビタミンは体の機能がスムーズに働くための潤滑油のような働きをするもの。ビタミンは13種類あり、それぞれが異なった働きを体内で行います。そのほとんどのものが体内で作ることができないため、果物、サプリメントなどから積極的に取る必要があります。

●ミネラル

多量ミネラル（ナトリウム、カリウム、カルシウム、マグネシウムなど）と微量ミネラル（鉄、亜鉛など）の2種類があります。とくにカルシウム、鉄、マグネシウムは、トレーニングなどで不足しやすいので注意が必要です。

とはいえ、サプリメントなどでは摂取しやすく、取りすぎるのも問題があります。たとえばカルシウムは、高カルシウム血症などの原因にもなりますので、摂取量には注意してください。また、ミネラルは体内では合成できないので、日々の食事から取る必要があります。

これらの中でもやはり大切なのが、たんぱく質です。筋肉はたんぱく質でできているため、たんぱく質を含んだ食品を体に取り入れてから、体内で分解され筋肉となっていきます。そのため、食事を制限してエネルギー不足になると、筋肉も減ってしまう可能性があります。摂取した食料の中に筋肉の材料になるたんぱく質が少ない場合、せっかくのトレーニングの成果が〝筋肉〟という結果に反映されなくなってしまいます。

最近では、コンビニなどでも高たんぱくの食品は手軽に買えるようになり、その数も非常に増えています。手軽に手に入るコンビニの食品は、間食にうまく利用するとよいでしょう。

・サラダチキン
・焼き鳥（タレより塩）
・ゆで卵
・プロセスチーズ
・ギリシャヨーグルト

スクワットはどこでもできる手軽なトレーニングです。さらにこれらのコンビニ食品も利用すれば、栄養補給も手軽に行うことができます。世の中にある便利なものを利用して、効率的に自分を成長させていきましょう。

無駄食いをしない

しっかりとトレーニングをしていれば、必要以上に食事の制限をすべきではない、というのが私の考え方です。しかし太っている人はどこかで無駄食いしているのです。食べていないのに太るわけがなく、どこかに原因があるのです。

ふつうに生活しているけど太っていくということは、消費カロリーよりも摂取カロリーが多いということ。もし摂取カロリーがふつうよりも少ない、というのなら消費するカロリーが極端に少ない体の状態だといえるでしょう。いずれにせよ、摂取カロリー過多の状態になっていることには違いありません。クルマでいえば必要以上にガソリンを入れ続け、車体がどんどん重くなっていく状態です。

自分も会社員だったのでわかるのですが、いつもの生活パターンができていくとそれが習慣化してしまうことがあります。朝、そんなにお腹がすいていないのに「いつも食べているから何かお腹に入れないと」とか、午前中が終わると自動的にお昼の時間になり「どこかランチ行きましょう」と誘われて、意外とボリューミーなランチを食べる。職場の近くのランチは安くて意外とボリュームがある場合も多いですよね。

夜は夜で会食もあれば、お酒の席もある。お酒を飲むと血糖値が下がるので、シメの炭水化物が食べたくなる。また飲み会のあとなので、基本的にお腹がすいているわけではないはずですが、普段だと食べないような甘いものが食べたくなることもあるでしょう。

このように「習慣だから」「いつもこの時間に食べているから」と、お腹もすいていないのに惰性で食べること、それが無駄食いです。今食べようとしているものが「ほんとうに体が必要としているものなのか」「惰性で食べようとしていないか」を食べる前に考えてみましょう。かなり無駄なカロリー摂取があるはずです。

ミネラル不足で脚がつりやすくなる？

脚がつったという経験は、たいていの方にあるでしょう。とくに多いのは、ふくらはぎがつるケースで、こむら返りともいわれています。普段、歩いたり運動したりする時、脚の筋肉を自分の意思で動かすことができます。ところがなんらかの原因で意思とは関係なく、筋肉がけいれんすることがあります。体の部位はさまざまで、ふくらはぎに限らず指などにもみられます。

けいれんの原因はいろいろありますが、脚を激しく使う運動中に起こりやすく、筋肉疲労が原因のひとつと考えられています。ところが年齢を経ると、ウォーキングなどの軽い運動がきっかけで脚がつることも増えてきます。

病気などの直接的な原因がない場合、有力なのが「電解質異常」です。電解質とは、主にカルシウム、マグネシウム、ナトリウム、カリウムなど血液中にあるミネラルイオンのこと。これらは筋肉の動きを調整しているので、なんらかの原因でバランスが乱れると、けいれんが起こるのではないかと推測されています。

カルシウムに限らず、私たちが日常生活で必要とするミネラルは、いずれもごく少量ですが、それだけに発汗や脱水症状などで、すぐにバランスの乱れが生じてしまいます。

発汗と聞けば、夏のことだけを連想しがちですが、現代の住宅やオフィスは暖房設備が整っているので、冬の室内でも脱水は起こることがあります。また睡眠中にも、コップ1～2杯程度の汗をかきます。

では、運動による影響はどうでしょうか。運動時に筋肉を使うと、カルシウムやナトリウムなどのミネラルが急速に消費されます。そのまま運動を続けると、やがて筋肉疲労を起こし、脚がつる可能性も高くなります。

とくに中高年になって運動を始めたり、再開した場合、自分では軽めの運動と思っていても、思わぬ疲労があるもの。その影響で予想以上のミネラルが消費されている可能性があります。

ミネラルバランスの乱れだけが原因とはいえませんが、運動をする人でよく脚がつる場合は、トレーニング前後に水よりもスポーツドリンクなどできちんとミネラルを補給することが予防法です。こちらも試してみましょう。

アルコール量と遅めの食事に気をつける

トレーニング初心者から、これまでかなりトレーニングを積んできたベテランの方まで、いろいろな人を指導してきました。その中には私よりもトレーニングを積んでいる人もたくさんいました。ただ、そういう人でもお酒が好きな人がほんとうに多い。それも少しの量で満足できず、かなり飲むという人が多いのです。

実はアルコールには筋肉を分解して体脂肪を蓄える働きがあるので、筋トレの効果を打ち消してしまいます。また、アルコールを肝臓で分解する際にたんぱく質が必要なため、せっかく補給しても体内でかなり消費されていきます。

もちろん適量なら構わないと思います。しかし、アルコール量が増えるとどれだけトレーニングをしても体脂肪が少ない、シェイプされた体にはなりません。クライアントの中にはウルトラマラソンなどに出ている人、アイアンマンレースに出ている人など、筋力や持久力は必要十分という場合でも、お酒を飲む人はなんとなくゆるんだ体つきをしています。

ちなみにそういう人に「アルコールを1カ月ほど断ってみたら」とアドバイスしたことがあります。そうすると1カ月後、ものすごいバキバキの体つきになっていました。たった1カ月の禁酒で体つきが変わってしまうくらい、アルコールの影響は大きいのです。

また一般のビジネスパーソンの方では、夜遅くに食事を取る人も多いのではないでしょうか。もちろん多忙な場合は仕方がないと思いますが、夜に取り入れたエネルギーを夜のあいだに消化してしまうのは難しいのです。

どうしても食べる必要がある時には、脂肪分が少なく、高たんぱくな食事を。もし炭水化物を食べる場合には〝色つき〟のGI値の低い物を食べることをおすすめしています。


あとは食事量の調整もしてみるとよいかもしれません。朝と昼のボリュームを増やして、夜の食事を少なめにするのです。1日のカロリーを日中を通じて制限するのはやはりきついもの。1日全体で十分なカロリーは取れるようにしながら、摂取する時間帯を考えるとよいでしょう。もし取りすぎた場合は、しっかりとトレーニングをしてリセットするように。

あとは必要以上の油物は控え目に。とんかつ定食を食べる代わりに生姜焼き定食にするなど、肉は我慢しないけど油は少し控える、という具合に置き換えて考えると、ストレスなく体が作られていきます。

体をよりメイクしていきたいと思うなら、周りがドン引きするような極端な食事にしていくのではなく、できるだけゆるく長続きできるようなものにしていくようにしましょう。私も鶏のむね肉ばっかり食べているわけでもありません。

ここで大切なのは、どれだけのトレーニングをしたらどんな体の反応があって、どんなものが欲しくなるかや、さらにはどんな食べものを体に与えると、どんな体になるのかということです。自分を実験台に観察してみるとよいでしょう。自分の体に表れる効果を楽しむ、これもトレーニングの楽しみのひとつです。

アミノ酸スコアの高い食品で効率的にたんぱく質を補給

ここまで、トレーニングをする体にとって、たんぱく質は非常に大切なものとお伝えしてきました。この時によく聞かれるのが、「具体的にどんな食事をすればよいのですか」というもの。繰り返しになりますが、特別な食事を推奨してはいないのですが、どうしても知りたいという人には「アミノ酸スコアの高い食品」のお話をしています。

アミノ酸スコアとは、体に必須のたんぱく質に含まれるアミノ酸がどれだけ含まれているかを示す値で、100に近いほどよいとされています。これは、9つある体内で作り出せない必須アミノ酸が、どれだけバランスよく含まれているかを評価する値で、100に近いほど総合的に優秀といえるものです。つまり、効率よく必要なものが補給できる食品なのです。

とはいえ、スコアがよいものだけを食べればよいというわけではありません。アミノ酸以外にも体には必要な栄養素はたくさんあります。「アミノ酸スコア」や186ページ以降にある「たんぱく質が多く含まれる食品」という言葉だけに惑わされず、バランスのよい食事を心がけるようにしてください。

■必須アミノ酸

・バリン	・メチオニン	・トリプトファン
・イソロイシン	・リジン	・トレオニン
・ロイシン	・フェニルアラニン	・ヒスチジン

■アミノ酸スコアの高い食品一覧

食品	スコア
鶏肉	100
豚肉	100
鶏レバー	100
馬肉	100
あじ	100
鮭	100
かつお	100
いわし	100
牛乳	100
卵	100
ヨーグルト	100
玄米	68
精白米	65
ごま	50
アーモンド	50
食パン	44

※2014オールガイド七訂増補食品成分表（実教出版）より

■たんぱく質が多く含まれる食品Top100（1～25位）

順位	分類	食品名	成分量 100gあたりg
1	肉類	豚（ゼラチン）	87.6
2	卵類	鶏卵白（乾燥）	86.5
3	乳類	カゼイン	86.2
4	魚介類	ふかひれ	83.9
5	魚介類	とびうお煮干し	80
6	豆類	分離大豆たんぱく（塩分調整）	79.1
6	豆類	分離大豆たんぱく（塩分無調整）	79.1
8	魚介類	かつお節	77.1
9	魚介類	かつお削り節	75.7
10	魚介類	たたみいわし	75.1
11	魚介類	さば節	73.9
12	魚介類	とびうお焼き干し	73.4
13	魚介類	干しだら	73.2
14	穀類	小麦たんぱく（粉末状）	72
15	魚介類	するめ	69.2
16	魚介類	かたくちいわし田作り	66.6
17	魚介類	ほたて貝柱（煮干し）	65.7
18	魚介類	かずのこ（乾）	65.2
19	魚介類	さくらえび（素干し）	64.9
20	魚介類	かたくちいわし（煮干し）	64.5
21	豆類	繊維状大豆たんぱく	59.3
22	魚介類	さくらえび（煮干し）	59.1
23	魚介類	うまづらはぎ味付け開き干し	58.9
24	豆類	濃縮大豆たんぱく	58.2
25	肉類	ビーフジャーキー	54.8

日本食品標準成分表2015年版（七訂）　※文部科学省「食品成分データベース」より

■たんぱく質が多く含まれる食品Top100（26～49位）

順位	分類	食品名	成分量 100gあたりg
26	豆類	凍り豆腐	50.5
27	豆類	湯葉（干し）	50.4
28	魚介類	干しやつめ	50.3
29	魚介類	くさや（むろあじ）	49.9
30	卵類	鶏全卵（乾燥）	49.1
31	魚介類	干しえび	48.6
32	魚介類	きびなご調味干し	47.9
33	豆類	粒状大豆たんぱく	46.3
34	魚介類	さきいか	45.5
35	魚介類	うるめいわし（丸干し）	45
36	魚介類	かたくちいわし（みりん干し）	44.3
37	乳類	パルメザンチーズ	44
38	魚介類	ほたるいか（くん製）	43.1
38	魚介類	いかなご（煮干し）	43.1
40	藻類	焼きのり	41.4
41	魚介類	すけとうだら（すきみだら）	40.5
41	魚介類	しらす干し（半乾燥品）	40.5
43	魚介類	からすみ	40.4
44	藻類	味付けのり	40
45	藻類	ほしのり	39.4
46	肉類	豚ヒレ（赤肉・焼き）	39.3
47	肉類	鶏むね（皮なし・焼き）	38.8
48	藻類	かわのり素干し	38.1
49	魚介類	あわび（干し）	38
49	魚介類	なまり節	38

日本食品標準成分表2015年版（七訂）　※文部科学省「食品成分データベース」より

■たんぱく質が多く含まれる食品Top100（51～75位）

順位	分類	食品名	成分量 100gあたりg
51	豆類	大豆はいが	37.8
52	豆類	いり大豆(青大豆)	37.7
53	豆類	いり大豆(黄大豆)	37.5
53	豆類	きな粉(脱皮・黄大豆)	37.5
55	調味料・香辛料類	パン酵母（乾燥）	37.1
56	豆類	きな粉(全粒・青大豆)	37
57	豆類	きな粉(全粒・黄大豆)	36.7
58	豆類	いり大豆(黒大豆)	36.4
59	魚介類	いか（くん製）	35.2
60	藻類	いわのり素干し	34.8
61	豆類	ろくじょう豆腐	34.7
61	肉類	鶏むね（皮つき・焼き）	34.7
63	乳類	脱脂粉乳	34
64	豆類	全粒・国産黒大豆（乾）	33.9
65	豆類	全粒・国産黄大豆（乾）	33.8
66	豆類	全粒・ブラジル産黄大豆（乾）	33.6
67	調味料・香辛料類	からし（粉）	33
67	豆類	全粒・米国産黄大豆（乾）	33
69	豆類	全粒・中国産黄大豆（乾）	32.8
69	魚介類	まいわし（丸干し）	32.8
71	魚介類	イクラ	32.6
72	穀類	小麦はいが	32
73	魚介類	まいわし（みりん干し）	31.4
74	魚介類	焼きごまさば	31.1
75	魚介類	かつお角煮	31

日本食品標準成分表2015年版（七訂）　※文部科学省「食品成分データベース」より

■たんぱく質が多く含まれる食品Top100（76～100位）

順位	分類	食品名	成分量 100gあたりg
76	魚介類	すじこ	30.5
77	卵類	鶏卵黄（乾燥）	30.3
78	穀類	焼き車ふ	30.2
78	肉類	豚もも（皮下脂肪なし・焼き）	30.2
80	肉類	牛もも（皮下脂肪なし・茹で）	30
81	魚介類	なまり	29.8
82	魚介類	焼きむろあじ	29.7
83	種実類	すいか	29.6
83	肉類	スモークレバー（豚）	29.6
83	飲料	抹茶	29.6
86	種実類	あさ（乾）	29.5
87	魚介類	いかなご・かじかつくだ煮	29.4
87	藻類	あおのり（素干し）	29.4
90	魚介類	新巻鮭（焼き）	29.3
91	飲料	玉露	29.1
91	魚介類	焼き鮭	29.1
93	肉類	マトンロース（脂身つき・焼き）	28.9
93	肉類	豚もも（皮下脂肪なし・ゆで）	28.9
93	乳類	エダムチーズ	28.9
96	調味料・香辛料類	パセリ（乾）	28.7
96	魚介類	わかさぎつくだ煮	28.7
96	魚介類	焼きまるあじ	28.7
99	肉類	ラムもも（脂身つき・焼き）	28.6
100	魚介類	焼きマコガレイ	28.5
100	魚介類	焼き紅鮭	28.5
100	穀類	釜焼きふ	28.5

日本食品標準成分表2015年版（七訂）　※文部科学省「食品成分データベース」より

おわりに

本書を最後まで読んでいただき、ありがとうございます。

読み終わって、いかがだったでしょうか？　スクワットの効果と継続・成功へのプロセス（道のり）がなんとなく見渡せてきたでしょうか？

「この筋トレなら自分に合っているかもしれない」。そう思っていただけたら嬉しく思います。あとは実践あるのみです。そして、日々のトレーニングの実践も100点でなくて構いません。むしろ、毎日が新しい経験なのだから、100点はないと思ってください。

シンプルに行動してみれば、たいてい「やってよかった」となるものですし、トレーニングの効果というものはマイペースでコツコツと続けてこそ、より大きな見返りとなって実感できます。若いころの自分を取り戻す以上に体形がスリムになったり、階段を軽やかに駆け上がることができるようになって、疲れにくい体を手に入れた実感を得られるでしょう。そして何より、現在の生活で感じている健康への不安がない毎日が送れることに喜びを感じられるはずです。

その先は、筋力の維持に努めても、もっと筋トレの道を追求しても構いません。そういう意味で、「成功はこれからの自分次第。でも、やればやった分だけの成長は約束されている」のです。

本書を通して私がほんとうに伝えたかったことはまさにこの考え方の部分です。

ぜひこれから、健康的でバイタリティ溢れる真の自分らしさを目指して、スクワットトレーニングに取り組んでください。

ボディクエスト代表　森 俊憲

森 俊憲（もり としのり）
ボディデザイナー
株式会社ボディクエスト代表取締役。ネットを活用した独自のWEBシステムや専用アプリを開発し、受講者が自宅にいながらマンツーマンの指導・支援を受けられるオンラインのフィットネスサービスを展開。これまでに13,000名以上への体形管理カウンセリングやパーソナルトレーニング指導を行う。企業向けの健康指導や講演、各種メディアなどで幅広く活躍。『DVDつき へやトレ』（主婦の友社）、『女子の体幹プログラム』『女子の腹割プログラム』（ともに日本文芸社）、『1日5分で全身スッキリ！ 体幹プッシュアップバーBOOK』（宝島社）など著書・監修書多数。

編集	山田容子、木村伸二、内山祐貴（G.B.）
編集協力	今 雄飛
デザイン	山口喜秀（G.B.Design House）
本文DTP	佐藤世志子
イラスト	イラスト工房

宝島社新書

神スクワット
1日20回からの腹も凹む究極のメニュー
（かみすくわっと
いちにちにじゅっかいからのはらもへこむきゅうきょくのめにゅー）

2018年3月24日　第1刷発行

著　者　森 俊憲
発行人　蓮見清一
発行所　株式会社宝島社
〒102-8388 東京都千代田区一番町25番地
電話：編集　03(3239)0928
営業　03(3234)4621
http://tkj.jp
印刷・製本：中央精版印刷株式会社

ISBN978-4-8002-8268-2